AF305941

Pierre-Louis GELLÉ

Ancien Externe des Hôpitaux de Paris

LES INDICATIONS CLINIQUES

DE LA

CURE DE TRAVAIL

CHEZ LES TUBERCULEUX PULMONAIRES

PARIS

IMPRIMERIE E. DESFOSSÉS

13, Quai Voltaire

1920

FACULTÉ DE MÉDECINE DE PARIS

LE DOYEN : **M. H. ROGER**

PROFESSEURS

MM.

Anatomie	NICOLAS.
Anatomie médico-chirurgicale	CUNÉO.
Physiologie	CH. RICHET.
Physique médicale	ANDRÉ BROCA.
Chimie générale et Chimie organique	DESGREZ.
Bactériologie	BESANÇON.
Parasitologie et Histoire naturelle médicale	BRUMPT.
Pathologie et Thérapeutique générale	M. LABBÉ.
Pathologie médicale	N...
Pathologie chirurgicale	N...
Anatomie pathologique	LETULLE.
Histologie	PRENANT
Opérations et appareils	DUVAL.
Pharmacologie et Matière médicale	POUCHET.
Thérapeutique	CARNOT.
Hygiène	L. BERNARD.
Médecine légale	BALTHAZARD.
Histoire de la médecine et de la chirurgie	MÉNÉTRIER.
Pathologie expérimentale et comparée	ROGER.
Clinique médicale	ACHARD. WIDAL. GILBERT. CHAUFFARD.
Hygiène et clinique de la première enfance	MARFAN.
Clinique des maladies des enfants	N...
Clinique des maladies mentales et des maladies de l'encéphale	DUPRÉ.
Clinique des maladies cutanées et syphilitiques	JEANSELME.
Clinique des maladies du système nerveux	P. MARIE.
Clinique des maladies contagieuses	TEISSIER.
Clinique chirurgicale	DELBET. LEJARS. HARTMANN. GOSSET.
Clinique ophtalmologique	DE LAPERSONNE.
Clinique des maladies des voies urinaires	LEGUEU.
Clinique d'accouchements	BAR. COUVELAIRE. BRINDEAU.
Clinique gynécologique	FAURE.
Clinique chirurgicale infantile	BROCA.
Clinique thérapeutique	VAQUEZ.
Clinique oto-rhino-laryngologique	SEBILEAU.

AGRÉGÉS EN EXERCICE

ALGLAVE	GUILLAIN	LOEPER	ROUSSY
BRANCA	LABBÉ (H.)	MOCQUOT	ROUVIERE
CAMUS	**LAIGNEL-LAVASTINE**	MULON	SCHWARTZ (A.)
CASTAIGNE	LANGLOIS	NOBÉCOURT	SICARD
CHAMPY	LECENE	OKINCZYC	TANON
CHEVASSU	LEMIERRE	OMBRÉDANNE	TERRIEN
DESMAREST	LENORMANT	RATHERY	TIFFENEAU
GOUGEROT	LEQUEUX	RETTERER	VILLARET
GRÉGOIRE	LEREBOULLET	RIBIERRE	ZIMMERN
GUÉNIOT	LÉRI	RICHAUD	

A MON PÈRE

> *Modeste témoignage de notre affection et de notre gratitude pour nous avoir inculqué les premiers principes médicaux.*

A MA MÈRE

A MA FIANCÉE

A MON BEAU-FRÈRE LE Dr DROUHET

> *Hommage de profonde et affectueuse reconnaissance pour nous avoir guidé dans l'élaboration de ce travail.*

A MONSIEUR LE DOCTEUR BARON

> *En l'assurant de tous nos remerciements pour les précieux renseignements qu'il a bien voulu nous fournir.*

MEIS ET AMICIS

P. Gellé.

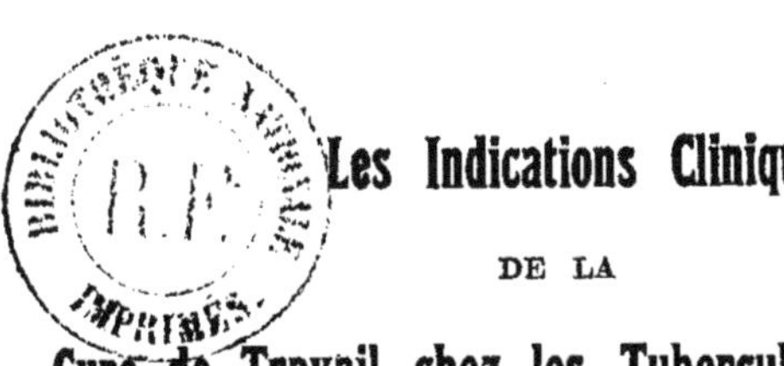

Les Indications Cliniques

DE LA

Cure de Travail chez les Tuberculeux Pulmonaires

AVANT-PROPOS HISTORIQUE

Depuis la fin de la guerre, même au cours de sa longue durée, les ravages causés par la tuberculose pulmonaire ont décidé les pouvoirs publics à déclarer contre ce fléau une lutte sans merci. Les lois en vigueur à l'état actuel ont prescrit l'isolement des tuberculeux reçus dans les établissements hospitaliers, créé des dispensaires et des hôpitaux sanitaires. A certaines de ces dernières formations ont été annexées des écoles de réadaptation au travail pour ces blessés du poumon.

L'action médicale de son côté par son intelligente et active propagande draine vers ces stations sanitaires des malades bien préparés à se soumettre au traitement avec toute la patience désirable.

Au moment où tous les éléments de cette lutte commencent à se connaître, se coordonner, se compléter, il semble bien possible et nécessaire de faire appel à toutes les ressources thérapeuthiques.

Parmi celles-ci, la cure de travail, non opposée, mais consécutive à la cure de repos, tend à prendre la place

justifiée par les résultats obtenus, quand elle a été médi-
calement organisée, dirigée et surveillée.

Connue dès la plus haute antiquité, puisque Hippo-
crate écrivait déjà : « Le malade marchera, si la marche
lui réussit... », conseillé en 1696 par Sydenham, l'apôtre
de l'équitation, recevant en 1791 une tentative d'organisation de Salvadori et successivement appliquée
en 1856 par Brehmer, Otto Walther, Pendzoldt,
en 1895 par Schwab, Flick, Armstrong, en 1905 par
Daremberg, en 1907 par Vandremer et Kuss, ce n'est
qu'en 1908 avec Paterson, que la cure de travail reçoit
droit de cité dans la phtisiothérapie. Cet auteur anglais
a vraiment tenté le premier en effet l'individualisation
de cette méthode, en a dans ses beaux travaux posé les
règles et les principes et montré ce qu'il en avait obtenu.

Est-ce à dire, que l'hypothèse scientifique soulevée
par Paterson soit scientifiquement démontrée? —
Nous ne le croyons pas, encore qu'il n'entre pas dans le
cadre de ce travail d'affirmer ou d'infirmer la théorie
du savant anglais. Rappelons seulement, que le médecin
de Frimley a pu obtenir des résultats thérapeutiques
indiscutables et que depuis ses travaux, la cure de travail
a trouvé des apôtres convaincus chez de nombreux
phtisiothérapeutes : Guinard à Bligny, Dumarest et
Vigné à Hauteville et Saint-Jodard, Cantonnet à
Melleray, Gimbert à Cannes, Roux à Campagne-les
Bains, Drouhet à Passy-Véron ont créé à côté de leur
sanatorium, une véritable organisation permettant de
pratiquer la cure de travail selon des règles fixes et
déterminées. D'ailleurs un livre récent sur la tuberculose pulmonaire consacre un chapitre à cette méthode
thérapeutique.

Cependant nombreux sont encore les médecins, pour
qui le mot « travail » jure d'être accolé au mot « tuber-

culose », tant est ancrée dans l'esprit médical la notion de repos, indépendamment de la phase considérée. Peut-être a-t-on voulu trop et trop tôt demander à la cure de travail. Trop en la considérant ainsi que Paterson, comme une méthode thérapeutique directe, devant donner des résultats d'une rapidité et d'une précision, que ne pouvaient fournir les traitements connus ; trop tôt en la mettant entre les mains de praticiens insuffisamment éduqués, non prévenus de ses dangers, avant même que soient posées les grandes règles, sinon parfaitement fixes du moins directrices, permettant d'éviter les insuccès trop fréquents, à une période où elle était encore aux tâtonnements du début.

Or les ouvrages si personnels de Paterson, les études si consciencieuses de Dumarest et de Vigné, la documentation apportée par Guinard et Cantonnet, les essais de réalisation tentés par Roux et Drouhet, nous ont paru prouver, que la méthode tend à sortir de sa période d'essais pour passer dans la pratique.

Il nous a été donné de suivre pendant six mois l'entraînement au labeur progressif pratiqué dans une école de réadaptation à la vie agricole, annexée à un sanatotium.

Disons de suite, que le but poursuivi ne fut pas de chercher dans l'exercice musculaire gradué une méthode exclusivement et directement thérapeutique, mais une épreuve transitoire entre la vie de repos au sanatorium et la vie normale, une assurance sinon de guérison, du moins d'amélioration solidement établie et nettement confirmée pour des malades, qui voulaient reprendre leurs occupations, pour d'autres, une épreuve préparatoire à une réadaptation au travail, plus au travail agricole, dans l'idée de ramener le tuberculeux à la campagne, de lui donner une vie compatible avec cette lésion cicatrisée tout en lui fournissant les moyens de vivre aux champs, au grand air du produit de son labeur.

Ainsi comprise cette période transitoire n'en constituait pas moins une cure sévère et réglée, d'une durée variable selon les cas traités, donnant des résultats thérapeutiques inhérents à la cure de travail en elle-même.

L'étude de nos malades a semblé nous démontrer, que deux des plus gros écueils, auxquels se heurtait la méthode, étaient : la qualité pathologique des sujets adressés au sanatorium pour y suivre la cure de travail; la façon très diverse, dont était appréciée l'aptitude au travail par les médecins de sanatoria ou de dispensaires.

Cette évaluation toute personnelle ne nous a paru obéir à aucune directive nette, alors cependant 'que des observations prises semble au contraire se dégager une série d'indications utiles pouvant servir de guide.

Montrer en nous basant uniquement sur la pratique les points, sur lesquels doit, à notre avis, tout particulièrement porter l'examen clinique dans l'estimation de l'aptitude au travail du tuberculeux, tel est le problème, pour lequel nous avons voulu envisager une solution, malgré que nous sachions la difficulté inhérente à cette opération.

Après avoir noté, d'après notre statistique les erreurs faites dans ce triage, et après avoir exposé, quel est pour les auteurs modernes et nous, le tuberculeux susceptible de bénéficier de la cure de travail, nous étudierons, dans quel sens doit être pratiqué l'examen extemporané du médecin de clientèle ou de dispensaire, appelé à se prononcer.

Nous serions incomplets, si nous ne faisions voir, comment le malade trié par ce crible forcément grossier,

est ensuite mis en observation avant d'être soumis à la
cure de travail avec le maximum de chances de succès.

Nous publierons ensuite avec toute impartialité
l'histoire résumée de chacun des 69 malades, que nous
avons suivis. Cette histoire nous permettra de poser,
avec la certitude autorisée par la clinique, des conclusions aussi précises, que peuvent nous le permettre notre
jeune expérience et la difficulté de la tâche entreprise.

L'APTITUDE AU TRAVAIL

ET

LA TUBERCULOSE PULMONAIRE

———

Les malades, que nous avons observés, se répartissent ainsi : 38 ont été choisis dans le sanatorium même par le médecin de l'école de rééducation chargé également de la cure de travail ; nous ne les citons là que pour mémoire. 45 ont été adressés soit par des dispensaires, soit par d'autres sanatoriums. Ce total se décompose de la façon suivante : 22 après mise en observation ont été soumis à la cure et les résultats, dans l'ensemble, en ont justifié le choix ;

9 concernaient des hommes arrivés au sanatorium en pleine phase évolutive et dans l'impossibilité de supporter le travail et l'entrainement ;

14 autres se rapportaient à des sujets, chez lesquels ni la mise en observation, ni l'examen le plus minutieux tant clinique que bactériologique et radiologique n'ont pu déceler aucun signe de tuberculose pulmonaire. Il s'agissait de convalescents traînants, de déficients physiques, moraux ou mentaux soumis malgré tout à la cure de travail. Nous avons par principe écarté ces observations toutes très favorables, mais qui auraient faussé notre étude et lui auraient enlevé une partie de son caractère de véracité et d'authenticité, que nous tenons à lui conserver.

Les chiffres précédents montrent la fréquence des erreurs dans les deux cas. Et par erreur nous n'entendons pas faire allusion au tuberculeux, dont l'état nécessitera une cure très lentement progressive. C'est affaire du médecin, qui dirige la cure de travail de calculer prudemment après une mise en observation longuement surveillée le dosage et les modalités de la cure. La seule question, que nous nous posons, est celle-ci : Le malade est-il apte au travail? Quel est, à ce sujet, l'avis des médecins autorisés ?

Brehmer estime, que « l'exercice doit être approprié à l'état actuel des forces et de la maladie » — Otto Walther applique la marche progressive en durée et en distance aux « malades curables » — Au sanatorium Ernst Ludwig, près de Sandbach (Hesse) depuis 1902, Lipp fait travailler ses malades « dès le deuxième mois de la cure ».

En France, Vandremer mentionne en 1901 les heureux résultats de l'exercice chez certains de ses malades « même gravement atteints » — En 1905 Daremberg propose la création de « fermes de cure » pour les « tuberculeux curables » — Küss en 1907 demande, que soit faite l'expérience de maisons de travail pour « tuberculeux en voie de guérison ».

Nous ne nous arrêtons pas aux règles posées par Paterson, étant données les conditions spéciales, auxquelles il envisage la cure de travail et qui transforment son sanatorium entier en « une ruche bourdonnante ».

En 1911 à Leysin, Burnand arrive à mettre en cure de travail avec succès « des malades, même fébriles, lassés et énervés par l'éternelle chaise-longue ». En 1911 également, Lawrason Brown au sanatorium d'Adirondach Cottage s'adresse aux « malades non évolutifs » — A Fe Waikabo, en Nouvelle Zélande, les malades sont

soumis à un travail léger « dès qu'ils vont mieux » —
Enfin à la question posée par le « *Journal* : La Tuberculose dans la pratique médico-chirurgicale; Doit-on
faire travailler les tuberculeux ? la plupart des spécia-
listes, quelle que poussée et consciencieuse que soit leur
étude, n'y répondent que par des généralités. Jusque
là les phtisiologues séduits par la nouveauté de cette
thérapeutique, semblent attirés par les avantages immédiats curatifs et éloignés sociaux, qu'elle apporte,
y voient une méthode générale et ne s'attardent pas à
rechercher, ni à délimiter les cas justificables ou non
de la méthode.

C'est seulement en avril 1914, qu'à la Société de l'In-
ternat des Hôpitaux de Paris, Pescher disait, approuvé
par Créqui et Rosenthal, que « le repos est contre-
indiqué dans les formes lentes, torpides, apyrétiques,
ce qui leur convient, c'est l'exercice sous toutes ses
formes, tant général que pulmonaire, administré avec
mesure et prudence ».

En 1915 Vigné, conseillé par Dumarest nous donne
les principes cliniques, qui ont conditionné son choix.

« La sélection de nos malades, écrit Vigné, ne se fait
ni d'après le degré de gravité, ni d'après la forme anatomo-clinique de la tuberculose pas plus que de l'état
social... Notre choix a été guidé uniquement par la résistance générale, l'état physique et physiologique des
sujets. Nous nous sommes assuré surtout de savoir,
si nous avions à faire à un individu convalescent ou à
un évolutif. En un mot nous nous sommes préoccupé
beaucoup plus du stade clinique que du stade anatomique
et la notion de tendance évolutive a dominé le triage
de nos sujets ». Et plus loin ce même médecin ajoute :
« La poussée, que vient de faire ce malade, est-elle
ou n'est-elle pas terminée?

Plus près de nous, Gimbert étudiant dans le récent traité de pathologie médicale et de thérapeutique appliquée, les indications de la cure de travail, énonce ce principe : « Force est tout d'abord de se faire une idée aussi exacte que possible de la forme de tuberculose, à laquelle on a à faire ». Et plus loin, précisant assez gravement à notre avis, son choix, il dit : « Le degré la profondeur, l'ancienneté de la lésion ne semblent pas avoir une valeur directrice essentielle ».

En résumé, si nous exceptons la thèse de Vigné, force est de conclure à l'absence actuelle de règles cliniques, permettant d'estimer et de juger l'aptitude au travail du tuberculeux, cette aptitude étant entendue ici dans sa nature, mais non dans son degré, nous réservant de voir dans les chapitres ultérieurs, les éléments, qui nous feront apprécier ce degré.

Les tuberculeux, que nous avons étudiés, se répartissent en 3 catégories :

18 représentent des sujets non évolutifs soumis à la cure ;

42 représentent des sujets évolutifs torpides soumis à la cure ;

9 concernent des malades en pleine évolution aiguë et chez lesquels à la suite de la mise en observation, la cure n'a pu être autorisée.

Immédiatement apparaît alors la notion principale, qui a dominé notre appréciation de l'aptitude au travail de nos hospitalisés ; c'est la notion d'intensité évolutive des lésions, seuls étant admis à la cure les non-évolutifs et les évolutifs torpides à tendance régressive.

Ces dénominations par suite des divergences actuelles dans l'opinion médicale ne seraient que des mots vides de sens précis, si nous ne donnions pas l'explication et la définition de ce que nous avons entendu par ces termes.

« La tuberculose en évolution n'est jamais une maladie silencieuse. L'examen clinique complet et approfondi, mieux la mise en observation décelera toujours un symptome révélateur ». Tel, chez qui l'auscultation ne fait entendre que des modifications respiratoires sans bruits anormaux perceptibles et par conséquent discutables, sera toujours légèrement hyperthermique, ou bien hypotendu, ou bien enfin déficient au point de vue état général, sans qu'obligatoirement ces signes soient groupés et puissent être rapportés à un autre trouble somatique. Tel autre, par contre, chez qui l'examen stéthoscopique montre de la cicatrisation et qui, d'autre part ne souffre d'aucun des signes généraux et fonctionnels facteurs d'une poussée aiguë, ne saurait être considéré comme un tuberculeux évolutif, alors que les anamnestiques, les examens cliniques et radiologiques de l'appareil respiratoire, les recherches bactériologiques et séro-hématologiques ne laissent aucun doute sur la réalité d'une tuberculose et d'une tuberculose ayant été précédemment active. C'est en tenant compte de ces données, que nous définissons le tuberculeux classé non évolutif : « un sujet parfaitement normal au point de vue fonctionnel, dans la mesure où le lui permettent ses lésions anatomiques, mais présentant à l'examen des symptômes décelant cette lésion anatomique. C'est en résumé un convalescent ou un ancien malade accoutumé à sa lésion et qui la compense ».

Ainsi compris le tuberculeux non évolutif est le sujet le plus apte à la cure de travail. Il ne sera d'ailleurs pas seul à en bénéficier. Nous l'avons en effet également autorisée à un genre de malades, classés par nous évolutifs torpides à tendance régressive, entendant par ces termes « tout sujet, qui présente à côté d'une lésion anatomique, qu'aucun signe stéthoscopique ne permet de juger éteinte, d'une part, un ou plusieurs symptômes d'ordre général ou fonctionnel montrant le caractère évolutif de cette lésion et, d'autre part, des signes généraux et des réactions humorales prouvant, que cette évolution est relative et en voie d'apaisement ».

Le but, vers lequel vont tendre les chapitres suivants, est d'étudier la symptomatologie de la phase évolutive et de la relativité de cette évolution dans ses rapports avec l'aptitude au travail, estimation d'autant plus importante que presque tout dans le sujet, qui nous occupe, se rapporte à cette question conditionnée par des éléments secondaires.

L'EXAMEN UNIQUE

ET

LE DIAGNOSTIC D'UNE TUBERCULOSE NON ÉVOLUTIVE APTE AU TRAVAIL

Tous les phtisiothérapeutes devant la difficulté du problème sont unanimes à écrire, que le diagnostic d'une tuberculose évolutive ne saurait être fait à la suite d'un seul examen. Lorsqu'on étudie les travaux de Léon Bernard, Rénon, Rist, Sergent, Kuss, Dumarest, etc., on est frappé de cette unanimité et cette notion clinique doit rester intangible : seule, la mise en observation prolongée, aidée par tous les moyens de diagnose connus peut autoriser le clinicien à répondre à la question : telle tuberculose est-elle évolutive actuellement ?

« Force nous est de constater, dit Sergent, qu'aucun signe de certitude n'existe, qui nous permette d'affirmer si un tuberculeux valide est encore en activité ou s'il a atteint la phase de cicatrication complète... » et plus loin, il ajoute : « et encore pareille décision clinique ne peut-elle être prise à la suite d'un seul et unique examen, mais exige-t-elle une observation plus ou moins longue. »

Léon Bernard écrit : « La tuberculose pulmonaire chronique est sujette à des périodes de trêve, plus ou moins longues, marquées par une latence plus ou moins complète, et entrecoupées par des périodes d'activité, par des « poussées », qui se traduisent par un réveil des symptômes, et ordinairement par une progression des lésions. Comment, devant une lésion diagnostiquée, distinguer si elle est en activité ou si elle est au repos. » — Plus loin, il ajoute : « Nous avons tenu à dire combien une classification fidèle des formes de la maladie, éclairerait les conditions de ce problème pronostic. Nous devons dire maintenant, qu'à défaut de ce guide sûr, mais encore ignoré, nous possédons quelques régles trés générales, qui nous permettent de nous orienter dans le dédale des faits cliniques. Ces règles procèdent, d'une part, des symptômes mêmes de la malade, d'autre part, des caractères offerts par les terrain propre du malade. »

Cependant, il nous a semblé, que considérée non plus à un point de vue purement spéculatif, mais pratiquement et exclusivement dans ses rapports avec l'aptitude au travail, la question peut recevoir une réponse nettement affirmative ou négative, si le médecin appelé à pratiquer cet unique examen, le dirige en s'astreignant à une grande sévérité, en accordant aux symptômes, que nous signalons et que nous estimons relativement pathognomoniques tout leur intérêt. Il devra tenir compte aussi, d'une part, de la définition, que nous avons donnée du malade jugé par nous comme non évolutif, et, d'autre part, du fait qu'admettant à la cure, les évolutifs torpides, il demeure une certaine marge d'erreur relative, sinon de nature, tout au moins de degré.

Devant un tuberculeux inconnu, sans fiche, ni dossier, qui demande à être soumis à la cure de travail, le médecin de dispensaire ou de clientèle devra répondre alors aux trois points suivants :

Le malade est-il réellement un tuberculeux ?

Cette tuberculose est-elle actuellement évolutive dans son rapport avec le travail ?

Quelle est la puissance fonctionnelle pulmonaire et dynamique générale de ce candidat au sanatorium ?

(Ce troisième problème, qui se pose également pour le tuberculeux torpide sera résolu au chapitre suivant.)

Le malade est-il réellement un tuberculeux ?

Un diagnostic erroné sans doute n'est pas gros de conséquences. Il est fâcheux, cependant, en ce sens qu'il détourne la cure de travail de son vétitable but, privant les intéressés de places limitées, qui doivent leur être intégralement réservées. Or, 31 % des malades évacués sur la formation, où nous avons séjourné, n'étaient pas des tuberculeux, quel que soit le soin que nous ayons mis à rechercher les stigmates de l'affection par les anamnestiques, l'examen clinique et radiologique, la mise en observation prolongée, sans avoir exigé toutefois de nos malades, comme le prouvent nos observations, un examen bactériologique positif. Les 14 faux tuberculeux se décomposaient ainsi : 1 dégénéré épileptique ; 3 alcooliques avec troubles gastro-hépatiques ; 1 ataxique ; 2 syphilis méconnues ; 4 sujets à développement incomplet, atteints de malformations ou de troubles du rhino-pharynx; 1 plicature vertébrale sans lésions pulmonaires ; 2 convalescents de cortico-pleurite non tuberculeuse.

Seul avait pu en imposer pour une tuberculose, à un examen superficiel, l'état général déficient de ces malades. Si les signes généraux sont parmi ceux, qui caractérisent le plus sûrement une tuberculose en activité, du moins, ne faut-il pas oublier, qu'ils ne sont pas propres à la tuberculose, mais communs à d'autres maladies. Il est donc juste d'en rechercher l'étiologie malgré les présomptions et les tendances, qu'on peut avoir à les attribuer à la tuberculose, dans la marche de laquelle, ils sont

habituels. Un examen unique, mais complet nous paraît
devoir répondre sûrement à la question.

**Cette tuberculose est-elle actuellement évolutive dans
son rapport avec le travail ?** ·

Posons, que pour les cas classés non évolutifs à la suite
d'une longue mise en observation dans les pages 41, 42,
43, 44, 45, cette évolution n'est entendue que des seuls
accidents pulmonaires, à l'exclusion des développements
des accidents locaux (tuberculoses ganglionnaire, géni-
tale, etc.), qui ne présente pas la même importance en
ce qui concerne le travail. Il est alors impossible de ne pas
être frappé, malgré la brièveté forcée de ces observations,
de ce que la plupart présentent des ébauches de symptômes pouvant et devant faire songer à une évolution
lente sans doute, mais non moins tenace. Tel a (n° 178),
un état général déficient (dû à un abcès froid costal
guéri au cours de la cure) auquel nous n'accordons plus
la même valeur, quand au repos, la température est
normale et qu'après l'épreuve d'exercice, on ne note que
l'hyperthermie habituelle. Tels autres (n° 189, 263, 291,
363), expectorent des bacilles et ont quelques dixièmes de
degré de plus le soir que le matin. L'histoire clinique des
n° 186, 298, 342, 367 montre une température nettement anormale bien que peu élevée, ce qui tendrait à
prouver, que chez certains tuberculeux pulmonaires,
même cicatricés, la température ne retombe jamais à
la normale et qu'une faible hyperthermie devient un
état habituel et toléré sans occasionner de troubles.
Autant de malades, pour lesquels la mise en observation
seule, s'étayant sur d'autres données (fixité des symptômes stéthacoustiques, épreuves de travail et de résistance, etc...), a pu fixer sur la nature non évolutive de
l'affection. Les résultats obtenus confirment également

cette opinion. Et le problème n'est pas moins délicat, lorsque, comme chez le n° 273 par exemple, on constate à l'auscultation un foyer de craquements secs localisés au sommet, sans adjonction d'aucun symptôme d'ordre général ou fonctionnel, ou bien lorsque, comme, chez le n° 186, une température vespérale de 38°,2 (due à un régime alimentaire, qu'il a suffi de modifier) vient à juste titre faire douter de la réalité des signes de cicatrisation perçus par l'oreille.

Par contre, les observations n° 239, 243, 261, 264, 305, 315, présentent des anamnestiques, dont on ne saurait douter. La plupart de ces hospitalisés, militaires ou anciens militaires venus tout d'abord au sanatorium pour la constitution d'un dossier de réforme ou provenant d'autres sanatoriums, avaient une histoire de leur maladie très étudiée et complète. Certains même, n° 239, 243, 261, 264, 336) avaient eu des analyses positives. A ces anamnestiques se joignaient des signes cliniques révélés par l'auscultation et que venait confirmer la radioscopie. Cependant, outre ces symptômes, leur observation reste négative et l'examen unique, nous semble-t-il, pouvait autoriser le clinicien à poser le diagnostic de tuberculose non évolutive et conclure à l'aptitude au travail.

De la lecture des pages 41 à 58, se dégage une règle : l'estimation de possibilité de faire travailler un tuberculeux peut être dans certains cas fournie par un examen unique au dispensaire ou en clientèle.

Or, le médecin, chargé de ce triage dans son cabinet, est dans l'impossibilité d'apprécier la valeur pronostique d'un ou de plusieurs symptômes en l'absence d'une mise en observation prolongée. Il devra donc exiger à côté d'une lésion pulmonaire en voie de cicatrisation appa-

rente la non-existence de troubles fonctionnels ou généraux.

Tous les cas douteux devront être plus ou moins longuement observés, avant que soit décidée la possibilité
de la cure de travail et cela afin d'étendre au maximum
et avec toute sécurité le bénéfice de cette cure, comme
nous en parlons plus loin.

L'OBSERVATION PROLONGÉE

ET LE

DIAGNOSTIC D'INTENSITÉ ÉVOLUTIVE

ET DU

DEGRÉ D'APTITUDE AU TRAVAIL

———

LA SYMPTOMATOLOGIE

ET LES

ÉPREUVES D'APPRÉCIATION

———

Quelle que soit la provenance des malades, dont nous relatons l'histoire, aucun d'eux n'a subi la cure de travail sans avoir été au préalable examiné longuement, minutieusement et patiemment. Nous étions, en effet, dès le principe, bien trop convaincus de la réalité des vérités cliniques exposées ci-dessus, à savoir qu'un examen unique ne saurait donner dans l'appréciation de la capacité de travail d'un tuberculeux, la sécurité voulue, pour oser compromettre, par une hâte trop grande, les résultats, que nous attendions de la cure de travail, et pour ne pas chercher dans cet examen prolongé la réponse à ces deux questions :

Le malade peut-il travailler ?

Quel est le degré de cette aptitude ?

Ces deux questions pratiques se confondent avec le problème clinique, que l'on peut poser ainsi :

Quelle est l'intensité évolutive de la lésion et quels sont les dégâts anatomiques, partant fonctionnels, causés par l'affection ?

Nous n'avons nullement l'intention au cours de ce chapitre de reprendre et de développer la symptomatologie de la tuberculose, mais simplement de nous arrêter aux signes, qui nous ont paru les plus intéressants pour notre sujet de thèse.

Anamnestiques. — L'histoire de la maladie n'est pas sans intérêt, car elle nous apporte deux éléments d'appréciation, qui ont une valeur réelle : c'est la date du début de l'affection et la façon, dont elle a été soignée : le temps de sanatorium et de cure de repos, qui peut être une source d'erreurs importantes.

Date de début de la tuberculose. — Calmette, souscrivant aux idées de Römer déclare, que la condition préliminaire d'une solide immunité est une infection une fois efficace, tandis qu'un porteur de bacilles peut vivre encore de longues années par ses propres bacilles.

C'est en partant de ce principe, que théoriquement, nous a-t-il semblé, la crainte de réveiller un foyer mal éteint est illusoire ; aussi, ne saurait-on refuser à un vieux tuberculeux le bénéfice de cette réadaptation au travail. Si, d'après nos observations, les hospitalisés ont été soumis à la cure après une moyenne de 22 mois de repos, alors que ceux, qui n'ont pas été admis, étaient des malades de 31 mois, cela tient à l'étendue de leurs lésions et non à l'ancienneté du commencement.

Bien au contraire, disons-nous, la cure de travail sera d'autant mieux supportée, que l'individu sera plus accoutumé à son infection et à la lésion déterminée par la longue durée de cette infection.

Rapprochons d'ailleurs ce début lointain des accidents survenus au cours de l'affection ; nous nous rendons compte alors, combien l'absence d'accidents est un argument de poids en faveur de l'arrêt complet ou de la torpidité de la marche. Les observations n°s 202, 243, 264, 285, 298, 300, 305, 348, 363, concernant les plus vieux malades, montrent, que la cure a été subie sans accrocs, qu'elle a donné des résultats satisfaisants et que, dans la plupart des cas, la progression a été rapide, autorisant le passage à l'application ou la sortie. Autre chose, par contre, est de mettre en travail un évolutif récent (et ce ne sera jamais sans crainte), si au cours de la marche de sa maladie n'ont pas été constatés des symptômes d'une tuberculose franchement abortive.

Il est de fait notable de remarquer, combien lente a dû être la progression pour les numéros 258, 259, 268, 328, 407 et malgré cette lenteur, nous avons même dû arrêter la cure chez un de nos hospitalisés, n° 258.

Durée de la cure de repos. — Cette période soumet à notre appréciation deux renseignements de valeur contraire :

La cure de repos a été bien supportée, longuement poursuivie.

Elle nous fait connaître l'esprit d'obéissance du sujet (ce qui n'est pas sans intérêt dans un mode de traitement, où le malade doit être toujours en éveil pour exécuter fidèlement des prescriptions rigoureuses) ; elle nous indique aussi la façon, dont les lésions ont été combattues.

Or, si nous ne voulons pas prouver dans cette étude, que la cure de repos est et reste la base de la diététothérapeutique dans la tuberculose, seul traitement admis par tous les phtisiothérapeutes et ayant résisté jusqu'à ce jour à toutes les attaques, du moins, nous sera-t-il permis de dire, qu'il est une règle, dont nous ne nous sommes jamais départis : faire rendre à la cure de repos tout ce qu'elle peut donner et n'admettre à l'entraînement au travail que progressivement sans cesser la chaise longue et lorsque le séjour trop prolongé sur celle-ci devient plus nocif qu'utile. Les malades, dont nous avons surveillé la cure de travail, ont été soumis en moyenne à neuf mois de lit et chaise longue, certains à douze mois, d'autres à deux ans et même à quatre ans. Nous voyons fréquemment dans nos établissements populaires, des individus allant de sanatorium en sanatorium, fidèles de la cure de repos et décidés à guérir, quelque pénible que soit le traitement. Les hommes, auxquels nous n'avons pu faire supporter la cure de travail, n'ont fait que cinq mois de cure de repos, tolérée par eux seulement par la perspective de l'entraînement.

La cure de repos, quoique continuée depuis longtemps, est mal supportée.

L'état local demeure stationnaire ; le malade s'alimente mal, maigrit parfois. Le clinicien est alors très logiquement tenté de défendre la cure de travail chez un sujet, qui ne peut supporter la cure de repos.

Ce n'est cependant pas là une contre-indication formelle ; bien, au contraire, pouvu que ce ne soit pas un porteur de lésions en activité. Il s'agit souvent en l'espèce d'une intolérance reconnaissant une double origine ; d'une part, le repos systématique trop prolongé, d'autre part, la suralimentation elle aussi prolongée, qui a déterminé une véritable intoxication, caractérisée par des troubles gastro-intestinaux, rattachés trop facilement

à l'infection bacillaire. A ce sujet, les n° 1139, 189, 190,
191, 309, 320 doivent retenir l'attention : l'observation
n° 189 concerne un malade, qui avait bien supporté
quatorze mois de cure d'alitement et de chaise longue,
mais qui ne se croyant pas guéri et ne pouvant plus
supporter le décubitus, souffrait d'un nervosisme reten-
tissant gravement sur son état général. Dans l'observation n° 190, le mauvais fonctionnement de l'appareil
digestif, dont on pouvait redouter la répercussion sur
l'évolution pulmonaire, a cessé avec la mise en travail.
L'hospitalisé, dont l'histoire est relatée sous le n° 191,
ancien choréique guéri à la suite de huit mois de cure de
repos, voyait survenir à nouveau ses tremblements, qui
n'ont point réapparu depuis la cessation du décubitus
dorsal prolongé tant au lit que sur la chaise longue. Tel
autre enfin, n° 309, était à son vingt-cinquième mois de
cure de repos absolu, à raison de huit heures par jour,
sans que l'ensemble de ses troubles, améliorés au début,
se modifient par la suite, malgré l'arrêt de très grosses
lésions cavitaires. Ce sujet tolère sans accident ni sus-
pension sa cure de travail à progression évidemment
lente.

Les cas analogues abondent. Aussi bien, les parti-
sans les plus fervents du décubitus dorsal reconnais-
sent-ils, qu'un moment vient, où l'on doit savoir le faire
cesser (Sabourin-Hamant, Küss.)

La palpation. — L'exagération des vibrations n'a
pour nous que peu d'importance. Ce symptôme est,
en effet, plus fréquemment en rapport avec une conden-
sation et surtout une sclérose du tissu pulmonaire et
plus souvent décèle une lésion légère cicatricielle qu'une
lésion évolutive. Mais il est deux signes révélés par la
palpation et qui nous ont paru donner des renseigne-

ments toujours concordants ; ce sont : la contraction idio-musculaire et la ou les adénopathies axillaires douloureuses.

Contraction idio-musculaire. — Schiff a prouvé la sensibilité réactive du tissu musculaire au contact d'une articulation et d'une séreuse enflammées. Merklen, en 1918, avant lui Lœper et Codet en 1917 et d'autres depuis ont montré, que les atteintes de la séreuse pleurale et même du tissu pulmonaire réagissaient nettement sur les muscles de la cage thoracique. Si nous étudions cette réaction dans nos observations, nous notons, que, si la présence du phénomène concorde, d'une part, avec le degré d'aptitude au travail, elle existe, d'autre part, chez deux catégories de malades, chez les tuberculeux récents et chez les vieux tuberculeux, dont les lésions sont étendues.

Aussi, estimons-nous, que la contraction idio-musculaire aide beaucoup le médecin dans le diagnostic du degré d'activité de l'affection. Nous ne la rencontrons qu'une fois chez les non-évolutifs non admis à la cure et chez les évolutifs torpides dans la proportion de 1 sur 2.

Adénopathie axillaire douloureuse. — D'après les travaux de Fernet, de Sanchez Toledo, de Drouhet et Scherrer confirmés par Kaminer, l'adénopathie axillaire douloureuse peut être considérée, comme ayant une valeur pathognomonique dans la poussée évolutive au cours de la tuberculose pulmonaire. Nous nous sommes donc attachés à rechercher ce signe ; nous ne l'avons jamais rencontré chez les non-évolutifs, 7 fois sur 9 chez les évolutifs et 12 fois sur 40 chez les évolutifs torpides. Les deux malades, chez lesquels il manque parmi les évolutifs, sont des infiltrés généralisés à marche subaiguë et à pronostic grave. Par contre, les sujets évolutifs torpides souffrant d'adénopathie axillaire sont tous des tuberculeux récents en voie de régression, à pronostic favorable, des malades réagissant. Et autant que nous le permet notre courte statistique, nous pensons pouvoir ajouter aux conclusions de Drouhet et Scherrer, qu'apparaissant chez un sujet, dont le début de la maladie ne remonte pas loin et dont les lésions sont discrètes, l'adénopathie axillaire douloureuse apporte au pronostic un élément favorable, conditionnant heureusement par là même, l'aptitude au travail.

L'auscultation et l'appréciation des signes physiques.
L'examen physique, nous révélant des modifications du murmure vésiculaire où la présence de bruits adventices, n'a été pour nous d'aucun secours. Tel de nos hospitalisés (n° 317), chez qui étaient perçus des craquements dans la hauteur des deux tiers d'un poumon et des signes d'encombrement d'une scissure, a parfaitement supporté l'exercice très lentement progressif. L'amélioration de ce malade, dont nous aurons à nous occuper plus loin à propos des hémoptysies, a été un de nos résultats les plus nets et les plus encourageants. L'état général s'est complètement modifié et l'état local, malgré la persistance de signes d'activité, est actuellement bien meilleur; chez le n° 268 par contre, dont nous avons dû arrêter l'entraînement en raison des accidents, qu'il occasionnait, l'auscultation ne révélait qu'un foyer de craquements secs localisés sous la clavicule. Après être resté un mois au lit, ce malade a pu reprendre sa cure et ses phénomènes évolutifs sont ralentis en ce moment, bien qu'ayant abouti à une perte de substance.

Beaucoup plus difficile encore est la détermination de la valeur au point de vue évolutif ou abortif, ou cicatriciel, des modifications du murmure vésiculaire, dont au plus, nous croyons nous autorisé à écrire, que l'expiration prolongée nous a semblé coïncider presque toujours avec une vieille lésion cicatrisée, mais dans notre appréciation de l'évolution, nous n'en avons pas tenu compte. Par ce point, nous nous rapprochons de Paterson, qui n'attache à l'auscultation aucune importance. De fait, notre pratique nous a convaincu de ce que, considérés dans leur valeur intrinsèque, les signes stéthoscopiques ne peuvent fournir aucun indice ; nos observations d'ailleurs ne relatent pas le détail de nos examens cliniques. Nous donnons cependant, à cet examen pratiqué minutieusement un rôle important, car c'est de lui, que vont découler deux notions indispensables à connaître : le *diagnostic anatomo-pathologique*, d'une part, et le *diagnostic de la forme anatomo-clinique*, d'autre part.

Le diagnostic anatomo-pathologique, en ce sens qu'il nous rend possible l'évaluation de l'étendue des lésions, contrairement à ce que pensent et écrivent la plupart des auteurs, joue, d'après nous, un rôle de premier plan dans l'estimation de l'aptitude au travail.

Vigné dans sa thèse, déclare, que ses sujets n'ont pas été choisis d'après leur degré de gravité, ce dernier s'entendant de la division en stades I, II, III de Turban et ses 70 cas se décomposent en cas graves : 18, cas moyens, 21 ; cas légers, 31. Et plus loin, étudiant ses résultats et les améliorations constatées, Vigné nous montre, que « ces malades sélectionnés, porteurs de grosses lésions, mais sans caractère évolutif actuel, les meilleurs des cas graves et d'une gravité surtout anatomique » lui ont donné 26 % de cas améliorés, 6 % presque guéris ; 13 % très améliorés ; 4 % améliorés ; 3 % stationnaires. Et le même phtisiothérapeute arrive, en comparant le degré de gravité anatomique et l'aptitude au travail, à cette conclusion, qui semble pour le moins paradoxale, que plus le tuberculeux est anatomiquement grave, mieux la cure d'entraînement lui réussira (44,4 % pour 25,8 % de cas légers et 14,2 % de cas moyens ont subi le travail de façon excellente et 33, 3% de façon, assez bonne). Au contraire, le plus grand nombre de cas légers et de cas moyens (48 % et 47,6 %) n'ont manifesté qu'une aptitude assez bonne.

Ainsi que nous l'avons déjà noté, Gimbert reproduisant les idées de Vigné en les atténuant, écrit : « le degré, la profondeur de la lésion ne semblent pas avoir une valeur directrice essentielle... » Or, si nous compulsons les observations ,qui suivent cette étude, nous voyons tout d'abord, que chez des sujets non admis à la cure de travail, de multiples éléments ont, sans doute, conditionné ce refus, mais tous présentent des lésions particulièrement étendues.

Nous pouvons ajouter même, qu'il est rare de voir coexister chez un tuberculeux une large extension des dégâts intéressant une partie des deux poumons avec un arrêt de l'évolution. Enfin la lecture de l'histoire de chacun des évolutifs torpides prouve, que dans les observations n°s 1139, 225, 296, 309, 351, 387, 396 et 411 correspondant aux cas cités à ce sujet par Vigné, la durée de la cure a été de six mois pour ceux, que l'on a pu faire passer en application, alors que la moyenne générale a été de trois mois. Quant aux autres, ils poursuivent leur cure, bien que commencée déjà pour certains depuis plus de six mois. Ce délai ne constitue-t-il pas un critérium de la prudente lenteur de la progression, à laquelle oblige la capacité fonctionnelle réduite, conséquence chez ces individus de l'état lésionnel.

Comment expliquer la différence entre les résultats de Vigné et les nôtres ? Deux motifs nous semblent donner la raison de cette divergence, qui n'est peut-être qu'apparente. Tout d'abord, classant ses malades uniquement d'après le degré évolutif, Vigné soumit à la cure de travail des tuberculeux anciens (cas dénommés graves) et des tuberculeux récents, non évolutifs probablement, autant que peut s'affirmer ce diagnostic, par conséquent de malades à guérison vraisemblablement confirmée. De plus Vigné semble avoir été guidé dans son choix non par l'aptitude réelle à un travail de plus en plus fort, mais par les accidents constatés au cours de la cure. Enfin nous n'avons pas considéré le même point de vue, Vigné recherchant une thérapeutique, alors que nous n'avons envisagé qu'un but économique, un mode d'acheminement à une occupation, à un travail réel, continu, pratique. Nous basant alors sur nos résultats, il nous est possible de dire, que l'aptitude au travail du tuberculeux grave (stade III de Turban), quel que soit le degré d'activité de ses lésions, est non pas nulle dans certains cas, mais toujours très restreinte.

Le diagnostic de la forme anatomo-clinique. — L'évolution clinique de la maladie, caractérisée par sa forme anatomique est une autre condition de cette limitation de l'aptitude. Ne serait-il pas puéril de déclarer, par exemple, que la capacité de travail du tuberculeux à évolution fibreuse sera bien supérieure à celle offerte par un ulcéro-caséeux ? Cependant certains n'admettent pas cette assertion et ont vu dans les ulcéreux localisés les sujets ayant l'aptitude optima. (Vigné, *Thèse de Montpellier*, 1915, p. 139.)

Les signes stéthoscopiques sont ceux, qui facilitent le plus le diagnostic de cette forme active et constituent, à notre avis, l'élément principal d'évaluation du degré évolutif. On peut donc poser en principe,et cela en accord avec la plupart des phtisiothérapeutes (Léon Bernard, Letulle, Rénon, Rist, Sergent, Küss, Sabourin, Hamant, Dumarest), que toute toute tuberculose évoluant vers une densification du parenchyme pulmonaire, ayant une allure progressivement fibreuse, tendait vers la cicatrisation, vers la guérison, affectant une marche torpide et s'accompagnant en même temps de la régression de la majorité des phénomènes. C'est dans cet esprit, que nous avons divisé nos sujets en fibreux, fibrocaséeux, ulcéreux et que nous avons ensuite distingué parmi les fibreux ceux, qui présentaient une tendance congestive plus marquée, cette tendance favorisant la formation de tissu fibreux, parmi les ulcéreux, ceux qui avaient une tendance fibreuse ou au contraire une tendance caséeuse. Ces distinctions comparées avec l'aptitude donnent alors le tableau suivant :

FORMES anatomocliniques.	APTITUDE très bonne.	APTITUDE bonne.	APTITUDE assez bonne.	APTITUDE passable.	APTITUDE nulle.
Ganglionnaire ..	»	1	1	»	»
Pleurale	1	»	1	»	»
Fibreuse	3	14	7	1	»
Bronchique.....	»	1	3	1	»
Abortive	1	1	»	»	»
Fibro-caséeuse ..	»	2	7	5	4
Ulcéreuse	»	1	4	5	5
Congestive	»	2	3	2	»
Ulcéro-fibreuse .	»	1	4	3	»
Ulcéro-caseeuse .	»	»	»	1	5

d'où se dégage clairement la notion, que l'aptitude au travail est d'autant plus grande, que la tendance des lésions vers une évolution fibreuse est plus marquée.

P. Gellé.

5

La Radioscopie répétée au cours de la cure a founi au médecin, qui dirigeait la cure, des renseignements importants (Barjon, Maingot).

Dans le triage, elle ne nous a apporté rien de nouveau. Cependant elle a parfois été un moyen de contrôleprécieux des données de l'examen physique. Dans certains cas (observ. 190 et 366, par exemple), elle a permis l'évaluation de l'étendue des dégâts anatomiques, que ne pouvaient faire supposer les rares symptômes cliniques au sens propre du mot. C'est un moyen de diagnostic et d'estimation loin d'être négligeable et qui devra être répété à plusieurs intervalles au cours de la mise en observation, en vue d'apprécier dans une certaine mesure la fixité des lésions.

L'examen bactériologique ne nous a été que peu utile et nous ne croyons pas, qu'on puisse faire entrer en ligne de compte avec une valeur absolue la présence ou l'absence de bacilles dans les crachats, leur abondance variable ou même d'après Piorry et Mandoul la forme des bacilles. Tel malade (n° 317), dont l'expectoration au début était richement bacillifère, devint négatif au cours de la cure. Pareille remarque s'applique aux n° 1179, 202. Certains hospitalisés par contre, négatifs à l'examen d'entrée, deviennent positifs à un certain moment pour redevenir négatifs en fin de cure. Cette présence de bacilles dans l'expectoration accompagne constamment une recrudescence, mais ne donne à cette recrudescence d'activité aucun caractère de gravité. Il est à remarquer, toutefois, que, parmi les classés non évolutifs, 4 seulement étaient positifs, tandis que les évolutifs torpides l'étaient à l'exception de 2, et les évolutifs admis à la cure, tous.

L'abondance ou la rareté de l'expectoration n'est guère

indicatrice. Seul l'aspect aéré, spumeux, blanchâtre, mousse de savon, caractéristique d'une poussée évolutive a été rangé par nous parmi les contre-indications momentanées.

La dyspnée d'effort ou cardiaque ne doit pas faire rejeter la prescription d'un travail gradué, qui atténuera toujours et fera souvent disparaître ce trouble fonctionnel, dont se plaignent tant de tuberculeux.

La dyspnée toxique seule serait un argument important s'opposant à la mise à l'entraînement du malade, qui en souffrirait. Mais symptôme grave au premier chef, elle coexiste toujours, en les précédant rarement, avec une série d'autres contre-indications plus précises et plus faciles à contrôler, ce qui lui retire tout son intérêt.

L'hémoptysie est au cours de la tuberculose pulmonaire un accident des plus redoutés du malade. Toutes les fois où il se produit, il influe très sérieusement sur l'état moral, partant sur l'état général et dans l'esprit de nombreux individus, il équivaut à la nécessité d'une nouvelle et longue période de repos. Cette opinion est souvent partagée par le médecin, qui conclut, et avec raison, de cette hémoptysie à l'évolution lésionnelle de l'affection. Or il nous a semblé, que, si le fait de cracher du sang est incontestablement en rapport avec l'existence d'une poussée, il ne donne en rien le degré de cette activité. Un tuberculeux peut avoir une expectoration sanglante, tout en restant un évolutif torpide. Les observations 1179, 148, 237, 259, 263, 291, 315, 317 concernent des sujets, que nous avons pu suivre longuement comme malades de sanatorium, soumis à une cure de repos intensive et chez lesquels nous avons été témoins de crachements de sang abondants. Or nous basant sur les signes positifs d'admission au travail, dès que l'accident hémoptoïque a été terminé, nous avons réentraîné lentement ces malades. Tous, sans aucune exception, sont très vite passés à une progression rapide, qui a concordé avec une amélioration très nette et comptent parmi nos plus beaux résultats, résultats, qui se maintiennent pour quelques-uns (nos 263, 291, 1179, 237) depuis plus d'un an, malgré un travail continu quotidien de 6, 8 et même 10 heures (no 237, mécanicien de motoculture).

A ce titre l'histoire du no 317 est très intéressante. Ce malade a eu sa première hémoptysie le 10 février 1920. L'hémorragie a été très abondante au début et pendant quatorze jours l'expectoration a continué d'être rosée. Mauvais état général. Amaigrissement notable. Le 17 mars, après quinze jours de cure de repos une heure de travail par jour était prescrite et en deux mois nous avons atteint trois heures, quatre heures au bout de quatre mois. Pendant ce laps de temps les signes pulmonaires sont restés fixes ; le poids s'est relevé de 14 kilos, la dyspnée est atténuée. L'appétit est excellent. L'expectoration n'est plus bacillifère.

L'hémoptysie survient fréquemment dans les sanatoriums et nous croyons, que la suralimentation, d'une part, et la stase pulmonaire, d'autre part, causée par le décubitus dorsal prolongé au lit et sur la chaise longue (parfois avec certains régimes 20 heures de repos sur sur 24 ; 12 heures de lit et 8 heures de cure) ne sont pas étrangères à cet accident. Si nous en croyons les observations signalées ci-dessus, et leur concordance semble nous y autoriser, on peut considérer, que chez ces sujets évolutifs torpides, le crachement de sang, loin d'être un empêchement ,devient une indication à la cure de travail, qui bien dosée, bien surveillée, devient un heureux correctif à une cure de repos, que les malades ont une tendance si prompte à exagérer. Par contre, lorsque cet accident se produit non plus chez des indurés, des infiltrés et même des ramollis, mais chez des ulcéreux, elle revêt alors un état de gravité tel, que nous devons la redouter et éviter chez ces hospitalisés toute cause capable de la provoquer (nos 225, 296, 300).

Le terrain et le retentissement de l'infection sur les autres organes. — Lorsqu'on veut assigner un pronostic à une affection, il faut connaître le terrain, sur lequel elle opère et passer en revue tous les appareils. La tuberculose, maladie sanguine, chronique et à longue échéance ne saurait échapper à cette règle clinique. Il est deux points, sur lesquels nous devons faire porter un examen approfondi, c'est l'état de l'appareil gastro-hépatique et de l'appareil circulatoire·

Appareil gastro-hépatique. — Pour savoir le rôle joué par des troubles gastro-hépatiques dans l'aptitude à l'exercice gradué, il faudra tout d'abord s'occuper du diagnostic étiologique de ce mauvais fonctionnement de l'estomac et du foie. Nous voyons en effet au cours de la tuberculose des gastro-entérites, des hépatites causées directement par le bacille donner ainsi à la marche de l'infection un caractère de gravité indéniable... Bien autres sont, au contraire, certaines dyspepsies avec atteinte du foie, relevant uniquement d'une suralimentation de trop de durée. Le procès de cette thérapeutique est fait depuis trop longtemps et par des voix trop autorisées, pour que nous ayons à la reprendre. Malheureusement, quelqu'ait été dans le monde scientifique le succès de ce procès, il n'en est pas moins vrai, que, pour le peuple, la suralimentation

demeure partie intégrante et principale du traitement
de la tuberculose. Le médecin de sanatorium populaire
connaît trop la difficulté, avec laquelle ses hospitalisés
admettent, que cet hôpital spécial est et doit être un
établissement, où l'on mange beaucoup, parce que l'on
mange bien, sans se gaver toutefois. Ces gastro-entéro-
hépatiques, victimes de leur alimentation volontaire-
ment forcée, sont d'ailleurs relativement fréquents
(observ. nos 186, 264, 367, 1139, 190, 225, 387, 411, etc.)
et trouvent souvent sinon la guérison, du moins l'amélioration des troubles de leur appareil digestif par la
cure de travail. Quant aux gastro-entérites et hépatites
nettement bacillaires comme origine, ce sont de véri-
tables contre-indications à une réadaptation. La désas-
similation s'accentuerait même par un exercice douce-
ment gradué ; les fonctions digestives seraient de plus
en plus déficientes, l'appétit diminuerait de jour en jour.

Appareil circulatoire. — Cette étude aurait un intérêt
réel, si nous étudiions les résultats fournis par la cure
de travail, mais considérée seulement pour la déclaration
de l'aptitude, nous n'avons trouvé, quoi qu'en pensant
certains auteurs (Brehmer, Gimbert), aucune contre-
indication sérieuse dans l'état de l'appareil circulatoire,
dont les altérations ne nous ont pas paru avoir un lien
net avec l'évolution de l'affection.

Tout au plus peut-on dire, d'après nous, qu'ils condi-
tionnent le degré de cette aptitude, mais non l'aptitude
en elle-même. Pour ne pas surcharger nos observations
de documents, auxquels nous n'attachions qu'un intérêt
secondaire, nous n'avons inscrit ni le pouls, ni la tension
artérielle (prise au Pachon). Disons cependant, que 31 de
nos sujets, ayant au repos et en apyrexie un pouls
égal ou supérieur à 100, sans arythmie, il est vrai, ont

parfaitement supporté la cure. Des valeurs des tensions maxima et minima, et en cela nous sommes en plein accord avec Vigné, ne nous a semblé se dégager, au début de la réadaptation à l'exercice gradué et comme signe d'appréciation, aucune règle précise.

Les signes généraux. — Jusqu'à maintenant les faits, que nous venons de passer brièvement en revue, dans leurs rapports avec l'aptitude au travail du tuberculeux, apportent des renseignements précieux, mais tous laissés à l'appréciation personnelle du clinicien. Or les symptômes généraux ou du moins quelques-uns parmi eux, peuvent se traduire par des chiffres, qui donnent une estimation objective, donc une certitude plus grande. Deux surtout, à notre avis, présentent une grande importance ; ce sont : le coefficient de robusticité et la température.

Le coefficient de robusticité nous permet d'apprécier la taille, le poids, le périmètre thoracique moyen et le rapport, qui relie ces trois données. Lorsqu'on veut estimer la robusticité d'un sujet sain, l'indice Pignet apporte un élément de tout premier ordre, qui renseigne sur la capacité d'effort et de résistance de ce sujet, en même temps qu'il donne les bases d'une progression dans l'entraînement de ce sujet. Il n'y a donc aucune raison, pour que le tuberculeux à réadapter au travail, échappe à cette loi physiologique. Le fait pour un bacillaire d'être malade et diminué dans ses fonctions vitales n'implique pas, qu'il doive être examiné uniquement en tant que malade ; c'est au contraire une raison surajoutée, pour que nous tenions le plus grand compte des conditions anatomiques, dans lesquelles est placé cet organisme déficient. Nous avons donc pris chez tous nos sujets la taille, le poids, le périmètre thoracique moyen et noté leur indice Pignet (différence entre la taille et la somme fournie par l'addition de la valeur du poids et de celle du périmètre thoracique moyen). Les comparaisons de cet indice moyen avec les résultats de la cure s'établissent de la façon suivante :

```
20 résultats très bons   Indice Pignet moyen = 20,05
 9     —      bons              —          = 21,22
19     —      assez bons        —          = 21,90
11     —      passables         —          = 26,02
 1  résultat mauvais            —          = 27
```

Il nous faut faire remarquer en passant, que ces chiffres représentent l'indice d'individus sensiblement normaux; presque tous nos malades en effet venaient d'être astreints à une assez longue période de repos et se trouvaient par conséquent au maximum de leur poids, d'où élévation fatale du taux de l'indice.

Si ce rapport a été estimé par nous devoir jouer un rôle important dans l'estimation de la possibilité d'une cure d'entraînement, par contre ses éléments constitutifs ne nous ont pas fourni d'indications bien nettes.

Le poids représente en effet un état d'engraissement factice ; il est sans doute un facteur de pronostic favorable, prouvant une toxhémie moins accusée, mais il ne comporte pas, avec une valeur absolue la stagnation de l'évolution.

Le périmètre thoracique, surtout dans son ampliation est considérablement diminué, et il n'est pas rare de constater à l'inspiration forcée un écart ne dépassant pas 2 à 3 centimètres chez des individus, ayant fait de la chaise longue et étant restés au lit pendant des mois. La mesure de l'augmentation de volume de la cage thoracique par le ruban métrique à l'entrée à l'hôpital et après deux mois de cure de repos a donné au sanatorium, où nous avons séjourné, une diminution moyenne de 1 ⅽ⁄ₘ 5. Pareil fait ne doit pas surprendre dans une méthode, où l'on apprend au malade à mettre ses poumons au repos et où le repos général en restreignant les échanges gazeux, rétrécit également l'ampleur des mouvements respiratoires chargés de permettre ces échanges.

On s'aperçoit alors, combien on est peu fondé à demander à des notions ainsi faussée un élément d'appréciation.

La thermogenèse. Grasset écrit : « La thermogenèse « est fonction de défense contre l'agent pathogène « infectieux. En température, ce qui fait varier surtout « les résultats obtenus, c'est la nature et la période de « la maladie, dans laquelle on observe la fièvre. De plus « dans certaines infections chroniques en périodes « apyrétiques (dans la tuberculose par exemple) il y « a tendance chez le sujet à faire facilement de la fièvre : « une injection d'eau, une promenade, un exercice « musculaire forcé ou même léger suffisent à faire de la « fièvre ». Et plus loin le même auteur ajoute : « Comme c'est sous forme de chaleur, que « l'organisme restitue « au milieu la plus grande partie de l'énergie reçue, « faire l'histoire de la chaleur animale, c'est faire néces- « sairement et pour une bonne part l'histoire de l'éner- « gétique de l'être vivant. »

Ces lignes contiennent en substance les principes, sur lesquels nous nous sommes appuyés, pour étudier la thermogènèse de nos tuberculeux et justifient après avoir été démontrée par nos résultats, l'importance, que nous donnons au symptôme hyperthermie dans la recherche estimative de l'aptitude au travail.

A la suite d'une longue observation, nous sommes en effet persuadé, que la température du bacillaire envisagée dans certaines conditions est tout particulièrement pour le cas qui, nous occupe, une source de renseignements, que n'égale aucun autre symptôme.

Nous plaçant ici à ce seul point de vue de la capacité d'exercice musculaire gradué, plusieurs problèmes demandent une solution :

Il y a ou il n'y a pas hyperthermie chez l'individu au repos.

Il y a hyperthermie. Est-elle d'origine tuberculeuse? et si oui, quel est son degré, quelle est sa forme, sa valeur comparée à l'évolution de la maladie.

Il n'y a pas hyperthermie? Peut-on la faire apparaître en certaines circonstances et comment se comporte l'organisme touché vis-à-vis de ce trouble provoqué?

A toutes ces questions, seul peut répondre l'examen prolongé.

L'hyperthermie constatée par le médecin est-elle d'origine tuberculeuse? (Dans ce chapitre nous n'aurons en vue que la température rectale vespérale, qui a été exclusivement l'objet de nos observations).

Nous avons déjà parlé de la concomitance fréquen te avec les accidents de la tuberculose pulmonaire de troubles gastro-intestinaux indépendants de l'infection spécifique et relevant en dehors de toute autre cause de la suralimentation inconsidérée et continuée trop longtemps. Une fièvre élevée à caractère de fièvre d'intoxication accompagne ces troubles et Richet a bien montré la forme non seulement de cette fièvre digestive, d'ailleurs fièvre d'intoxication, mais encore son mode de production, due à la formation hyperleucocytaire, qui suit cette période. Et dans cette alimentation, certains aliments, la viande crue par exemple, ont une valeur hyperleucocytaire, par suite toxique et hyperthermisante beaucoup plus grande. On voit tout le parti, qu'on est autorisé à tirer des recherches du savant physiologiste, surtout lorsqu'il s'agit de malades ayant comme le tuberculeux une sensibilité sanguine toute spéciale, un système thermo-régulateur partiellement déséquilibré. Il est alors sage, quand les autres symptômes sont impuissants à expliquer la fièvre, d'en rechercher la cause non plus uniquement dans l'infection, mais dans des troubles étrangers à cette infection. C'est ainsi que la mise en observation prolongée au lit avec régime lacté, nous a permis en assignant à leur fièvre sa véritable étiologie, de considérer comme non évolutifs ou évolutifs torpides, des tuberculeux, classés jusqu'à ce jour comme intoxiqués graves à évolution rapide.

Quel est le degré de cette hyperthermie, sa forme, sa valeur? Aucun de nos malades n'a été autorisé à travailler, lorsqu'il a présenté une température, quelle que soit sa forme, au-dessus de 37°8, température rectale et vespérale au repos.

La fièvre n'a pas les mêmes caractères dans toutes les maladies et dans la même maladie à ses divers stades, car elle ne relève probablement pas de la même causalité et ne traduit pas les mêmes troubles. Pidoux a pu dire, que « la fièvre du tuberculeux était bien mieux sentie par le médecin que par le malade ». Cette assertion est vraie surtout du tuberculeux non évolutif ou évolutif torpide, qui a conservé une température au-dessus de la normale, mais qui malgré tout ne produit pas une radiation calorique très élevée. Le fait est démontré par

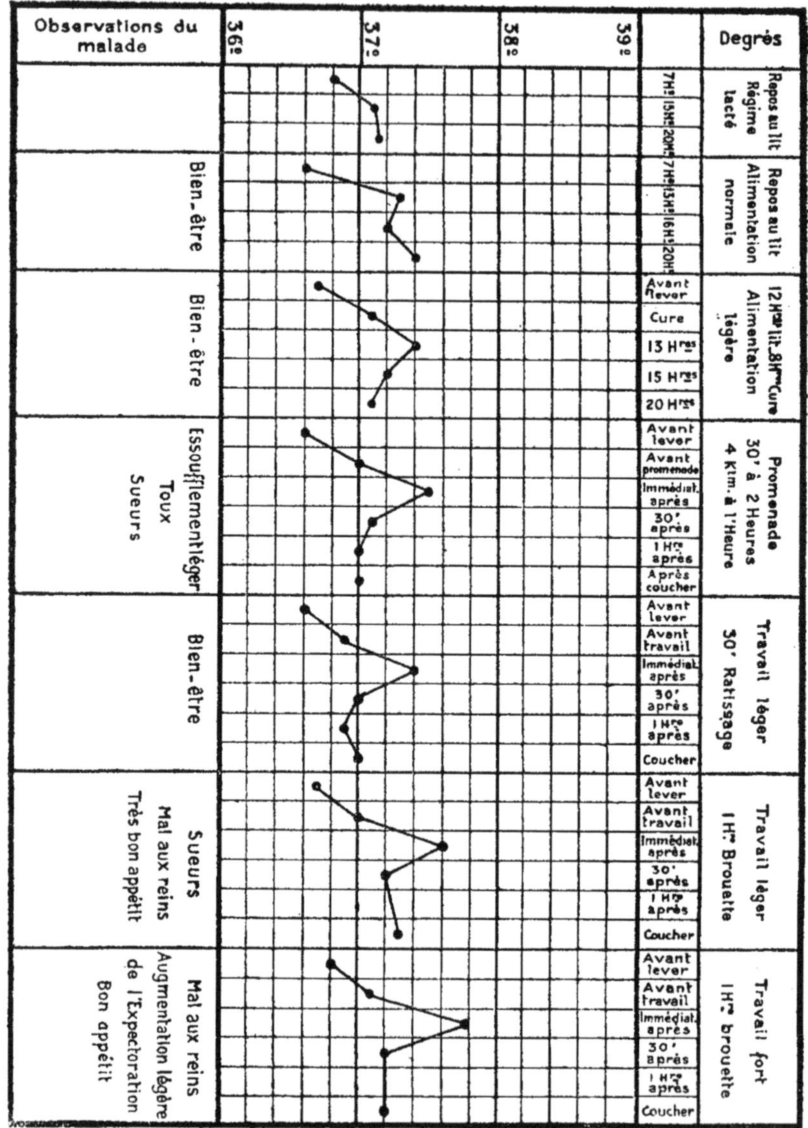

Tracés de températures d'un malade admis à la cure de travail.

Observations du malade	36°	37°	38°	39°	Heure	Degrés
Bien-être					7H. 15H. 20H.	Repos au lit — Régime lacté
Bien-être					7H. 13H. 16H. 20H.	Repos au lit — Alimentation normale
Bien-être					Avant lever	12 Hres lit - 8Hres Cure — Alimentation légère
					Cure	
					13 Hres	
					15 Hres	
					20 Hres	
Fatigue légère — Sueurs abondantes — Toux					Avant lever	Promenade 30' à 2 Heures — 4 Klm. à l'Heure
					Avant promenade	
					Immédiat. après	
					30' après	
					1 Hre après	
					Après coucher	
Bien-être — Appétit					Avant lever	Travail léger — 30' Ratissage
					Avant travail	
					Immédiat après	
					30' après	
					1 Hre après	
					Coucher	
Essoufflement — Sueurs — Toux — Expectoration plus abondante					Avant lever	Travail léger — 1 Hre Brouette
					Avant travail	
					Immédiat. après	
					30' après	
					1 Hre après	
					Coucher	
Lassitude le soir — pas d'appétit au diner — Mal à la tête					Avant lever	Travail fort — 1 Hre brouette
					Avant travail	
					Immédiat après	
					30' après	
					1 Hre après	
					Coucher	

Tracés de températures d'un malade non admis à la cure de travail.

le temps nécessaire au thermomètre pour atteindre le summum de son ascension, ceci s'entendant d'un même thermomètre à vitesse étalonnée. La fièvre de ces malades n'a aucune valeur dans l'appréciation du degré d'activité de l'affection. On la constate le plus souvent chez les ulcéreux, qui vident insuffisamment leur cavité et font ainsi une fièvre d'absorption, coïncidant avec l'arrêt lésionnel.

Il n'y a pas d'hyperthermie. Peut-on la faire apparaître?

Le système musculaire, nous le savons, est la plus importante source de chaleur animale ; c'est donc à lui, que nous nous adresserons pour connaître au point de vue thermogénèse la sensibilité réactive de nos malades. Cette mesure aura d'autant plus d'intérêt, que nous aurons placé précédemment le même sujet dans de bonnes conditions d'observation pour étudier son régime calorique, indépendamment de nombreux motifs pouvant influencer ce régime (alimentation, température, travail).

Deux notions importantes doivent être fixées : L'élévation de température occasionnée par le travail, le temps mis par cette élévation à redescendre à la normale.

Elles nous ont guidé dans l'établissement des feuilles d'épreuve de nos sujets, dont nous reproduisons ci-dessous deux exmplaires ; l'un correspondant à une admission à la cure, l'autre à un refus. Sur ces feuilles ne figurent que les résultats d'une journée de chaque épreuve. Nous prescrivons en réalité :

4 jours de diète lactée ;

2 jours d'alimentation normale avec repos absolu au lit ;

8 jours de cure de repos ;

10 jours d'épreuve, dont 3 de marche d'entraînement,

pendant lesquels on atteint 2 heures de marche, en 2 fois, à la vitesse de 4 kilomètres à l'heure.

Dans nos épreuves de force et de dépense musculaire, le travail pratique est dosé pour arriver à équivaloir une dépense dynamométrique donnée (transport de paniers de plus en plus lourds à des distances de plus en plus grandes, roulage d'une brouette plus ou moins chargée à un point de plus en plus éloigné du point de départ) et ne dépasse jamais 2 heures par jour.

En prenant comme base, l'exacerbation fournie par 1 heure de travail fort (chiffre inscrit dans nos observations), nous obtenons, pour les sujets soumis à la cure, une moyenne hyperthermique de 9 dixièmes de degré, retombant de 7 dixièmes après une heure de repos, soit une différence de 7, c'est-à-dire un écart de 2.

La même épreuve, considérée en fin d'entraînement à l'exercice gradué nous indique :

1) Elévation thermique.............. = 6,5
2) Abaissement .... = 5,5
3) Ecart .... = 1

Si nous envisageons l'épreuve en rapport avec l'évolution, les résultats sont les suivants :

	(1)	(2)	(3)
Evolutifs	11,5	5,5	6
Evolutifs tropides........	9,2	6,7	2,5
Non évolutifs	8	6,5	1,5

Quant aux comparaisons avec l'aptitude, les voici :

Aptitude très bonne	8,20	1,00	7,20
— bonne	8,95	1,90	7,05
— assez bonne	8,95	2,38	6,57
— passable	9,92	2,85	7,07
— nulle	11,5	5,5	6

Ces chiffres montrent, que cette épreuve de température soigneusement faite et surveillée donne au clinicien de précieux renseignements.

La recherche de la figure du sang (Formule d'Arneth) a été régulièrement pratiquée par nous chez tous les candidats à la cure de travail. Nous l'avons notée dans nos observations par un seul chiffre, qui représente la déviation vers la gauche des groupes 4 et 5. Les résultats de cette réaction humorale, comparés avec le degré d'aptitude au travail, nous ont donné :

Aptitude très bonne ..   Formule sensiblement normale
   —   bonne   3,47
   —   assez   bonne   4,66
   —   passable   6,47
   —   nulle   12,55

Envisagées avec le degré évolutif de la maladie, ces proportions sont sensiblement pareilles et la série de ces parallélismes, tant pour l'épreuve de température que pour la formule d'Arneth, prouve, que ces symptômes sont des éléments de premier ordre dans le choix des sujets aptes à la cure de travail et que l'on ne saurait négliger.

Tels sont les éléments, qui nous ont paru devoir guider le clinicien dans ce choix, qui ne sera jamais fait avec trop de soin, si l'on ne veut pas compromettre le succès de la cure de travail, pleine d'espérances et de promesses, tant pour le malade que pour la Société. Nous la considérons en effet comme le complément indispensable de toute cure sanatoriale ; c'est-à-dire, qu'un séjour au sanatorium doit toujours précéder la cure de travail.

RENSEIGNEMENTS ET ABRÉVIATIONS

Le numéro porté est celui de l'observation prise à l'entrée du malade au sanatorium.

D = Début.

CR = Durée de la cure de repos.

CT = Durée de la cure de travail.

Ap = Aptitude au travail.

IP = Indice Pignet.

θ = Température rectale vespérale.

B = Résultat d'examen bactériologique.

+ = Présence de bacilles de Koch.

+ + = Jusqu'à 5 bacilles de Koch par champ.

+ + + = Plus de 5 bacilles de Koch par champ.

FA = Formule d'Arneth (nous notons un chiffre pour la quantité de déviations vers la gauche des groupes 4 et 5.

R = Résultats de la cure de travail.

P = Pouls

NON ÉVOLUTIFS

N° 154	Induration sommet droit.	Cicatrisation complète apparente.
Ganglionnaire	Adénite cervicale.	Adénite cervicale.
D = Janvier 1919.	Etat général assez bon.	Etat général bon.
CR = 8 mois......	IP = 14.	IP = 10.
CT = 3 mois	θ = 37°2.	θ = 37°2.
Ap = bonne	Epreuve = + 10 + 1.	Epreuve = + 6 + 1.
	B = —. FA = 3.	B = —.
		R = Très bon. En application à tous travaux de ferme.

Nº 178	Induration des sommets. Pleurite des bases.	Progression rapide. Cicatrisation complète apparente.
Ganglionnaire	Adénite cervicale.	Adénite axillaire en voie de résolution.
D = Décemb. 1918	Etat général déficient.	Abcès froid costal au cours de la cure. Pas d'arrêt.
CR = 9 mois.....	IP = 40.	IP = 36.
CT = 3 mois.....	θ = Normale.	θ = Normale.
Ap = assez bonne.	Epreuve = + 6 + 2.	Epreuve = + 6 + 0.
	B = —. FA = 7.	B = —.
		R = Assez bon. En application motoculture = 6 heures de travail.
Nº 186	Infiltration légère sommet droit avec participation pleurale.	Progression rapide. Signes de cicatrisation.
Fibreuse	Etat général bon.	Etat général bon.
D = Mai 1918....	IP = 35.	IP = 32.
CR = 8 mois	θ = 38º2.	θ = Normale.
CT = 2 mois	Epreuve = + 10 + 3.	Epreuve = + 10 + 3.
Ap = bonne	B = —. FA = 5.	B = —.
		R = Assez bon. Sorti. Mécanicien automobiles.
Nº 189	Infiltration cicatrisée sommet gauche.	Même diagnostic. Progression lente.
Fibreuse	Etat général médiocre.	IP = 20.
D = Mai 1918....	IP = 20.	θ = Normale.
CR = 14 mois....	θ = Normale.	Epreuve = + 8 + 1.
CT = 3 mois	Epreuve = + 12 + 1.	B = —.
Ap = bonne	B = +. FA = 2.	R = Très bon. Sorti. Cultivateur, 6-8 heures de travail.

N° 239 Fibreuse .... D = Août 1919... CR = 3 mois .... CT = 3 mois ..... Ap = très bonne.	Induration sommet gauche. Dyspnée d'effort. Etat général assez bon. IP = 18. θ = 37°2. Epreuve = + 10 + 2. B = —. FA = Normale.	Induration sommet gauche. Dyspnée d'effort. Progression très rapide. IP = 15. θ = 37°2. Epreuve = + 8 + 1. B = —. R = Très bon. Sorti. Commissionnaire en bestiaux.
N° 243 Fibreuse .... D = 1916 .... CR = 3 mois .... CT = 3 mois ..... Ap = assez bonne.	Induration cicatrisée sommet droit. Etat général assez bon. IP = 25. θ = Normale. Epreuve = + 7 + 1. B = —. FA = 3.	Induration cicatrisée sommet droit. Progression très rapide. IP = 22. θ = Normale. Epreuve = + 7 + 1. B = —. R = Assez bon. Sorti. Cuisinier de paquebot.
N° 261 Abortive .... D = Mai 1918 ... CR = 3 mois .... CT – 1 mois ..... Ap = très bonne.	Induration sommet droit avec infiltration légère. Etat général bon. IP = 24. θ = 37°3. Epreuve = + 8 + 1. B = —. FA = Normale.	Cicatrisation complète apparente. Progression très rapide. Etat général bon. IP = 16. θ = 37°3. Epreuve = + 7 = 0. B = —. R = Très bon. Sorti. Cultivateur. Marié. Bon état général.

Nº 263	Induration sommet droit.	Progression rapide sans accident. Même diagnostic.
Fibreuse	Etat général bon, malgré P = 120.	Etat général très bon.
D = Sept. 1919...	IP = 12.	IP = 4.
CR = 7 mois	θ = 37º2.	θ = 37º2.
CT = 3 mois	Epreuve = + 10 + 2.	Epreuve = + 6 = 0.
Ap = très bonne..	B = + F. A. = 2.	B = —.
		R = Très bon. Représentant de commerce. Maintien d'état général très bon.
Nº 264	Signes de cicatrisation complète apparente d'induration des 2 sommets.	Progression très rapide.
Fibreuse		Mêmes signes.
D = mars 1915...	Etat général bon, mais dyspnée d'effort.	R = Très bon.
CR = 4 mois	IP = 18.	Sorti. Géomètre.
CT = 2 mois	θ = Normale.	
Ap = très bonne..	Epreuve = + 7 = 0.	
	B = —. FA = Normale.	
Nº 273	Infiltration sommet gauche.	Infiltration sommet gauche en voie de cicatrisation.
Fibreuse	Nombreux craquements secs localisés.	Progression très rapide.
D = Mai 1919...	Etat général floride.	Etat général floride.
CR = 8 mois	IP = 7.	IP = 0.
CT = 2 mois	θ = Normale.	θ = Normale.
Ap = assez bonne.	Epreuve = + 10 + 4.	Epreuve = + 8 + 2.
	B = —. FA = 4.	B = —.
		R = Très bon. Sorti. Garçon de Banque.

N° 291	Infiltration sommet droit en voie de cicatrisation.	Signes de cicatrisation nette.
Fibreuse	Etat général bon. Aucun signe de toxhémie.	Progression très rapide.
D = 1917	IP = 13. Légère contraction idio-musculaire.	Etat général très bon. Aucun signe de toxhémie.
CR = 18 mois ...	$\theta = 37°4$.	IP = 12.
CT = 3 mois	Epreuve $= + 8 + 1$.	$\theta = 37°2$.
Ap = bonne.......	B $= +$. FA $= 6$.	Epreuve $= + 6 + 1$.
		B $= —$.
		R = Très bon. Travail : 6 heures apiculture et tous travaux de menuiserie pour apiculture.
N° 298	Induration sommet gauche. Cicatrisation apparente.	Progression rapide sans aucun accident.
Fibreuse à forme emphysémateuse grave	Emphysème généralisé. Cœur suspect. Etat général passable. IP = 26.	Etat général bon. IP = 22.
	$\theta = 37°4$.	$\theta = 37°4$.
D = Octob. 1916.	Epreuve $= + 6 + 4$.	Epreuve $= + 6 + 3$.
CR = Néant	B $= —$. FA $= 2$.	B $= —$.
CT = 2 mois		R = Bon. Travail : 8 heures clapiers.
Ap = assez bonne.		
N° 305	Pleurésie sèche base gauche, avec induration sommet gauche en voie de cicatrisation apparente.	Progression immédiate sans accident à part bronchite légère = 8 j. d'interruption.
Pleurale		
D = 1915	Etat général bon.	Zona intercostal = 8 jours d'interruption.
CR = 24 mois....	IP = 12.	Etat général bon.
CT = 1 mois	$\theta = 37°2$.	IP = 11.
Ap = très bonne.	Epreuve $= + 6 = 0$.	$\theta =$ Normale.
	B $= —$. FA $=$ Normale.	Epreuve $= + 4 = 0$.
		B $= —$.
		R = Très bon. Sorti. Cultivateur, s'occupant de ses terres avec un domestique.

N° 315 Congestive fibreuse D = Juillet 1918.. CR = 12 mois.... CT = 2 mois .... Ap = bonne	Induration sommet droit en voie de cicatrisation. Etat général bon. IP = 10. θ = Normale. Epreuve = + 8 = 0. B = —. FA = 3.	Mêmes signes physiques et même état général. IP = + 6. θ = Normale. Epreuve = + 8 = 0. B = —. R = Très bon. Sorti. Forgeron-motoculteur.
N° 316 Fibreuse .... D = Octob. 1919. CR = 4 mois .... CT = 3 mois ..... Ap = bonne	Induration discrète des 2 sommets. Etat général bon. IP = 18. θ = 37°4. Epreuve = + 2 + 1. B = —. FA = 3.	Mêmes signes avec cicatrisation accentuée. Etat général très bon. IP = 16. θ = 37°2. Epreuve = + 8 = 0. B = —. R = Bon. Sorti. Cultivateur.
N° 326 Fibreuse .... D = 1916 .... CR = 12 mois ... CT = 2 mois .... Ap = bonne	Infiltration ancienne sommet gauche. Induration ancienne sommet droit. Insuffisance mitrale...... Etat général bon. IP = 26. θ = 37°3. Epreuve = + 9 + 3. B = —. FA = 5.	Cicatrisation complète apparente. Progression rapide sans accident. Etat général bon. IP = 20. θ = Normale. Epreuve = + 6 = 0. B = —. R = Très bon. En application motoculture.
N° 342 Pleurale .... D = 1918 .... CR = 12 mois.... CT = 3 mois ..... Ap = assez bonne.	Induration sommet droit avec participation pleurale. Etat général médiocre. IP = 24. θ = 37°6. Epreuve = + 6 = 0. B = —. FA = 2.	Progression très rapide. Etat général très bon. IP = 18. θ = 37°4. Epreuve = + 6 = 0. B = —. R = Très bon. Sorti. Eleveur.

N° 359 Fibreuse .... D = Nov. 1919... CR = 3 mois..... CT = 3 mois ..... Ap = bonne	Induration sommet gauche. Etat général très bon. IP = 16. θ = 37°. Epreuve = + 6 + 3. B = —. FA = 2.	Mêmes signes. R = Très bon. Sorti. Garde-chasse.
N° 363 Abortive .... D = 1915 .... CR = 3 mois .... CT = 2 mois .... Ap = bonne	Induration sommet droit. Etat général bon. IP = 24. θ = 37°4. Epreuve = + 10 + 2. B = + FA = 3.	Cicatrisation complète apparente. Progression rapide. Etat général bon. IP = 20. θ = Normale. Epreuve = + 8 = 0. B = —. R = Très bon. Sorti. Jardinier fleuriste.
N° 367 Fibreuse .... D = Janvier 1920. CR = 5 mois .... CT = 2 mois .... Ap = assez bonne.	Induration sommet droit. Etat général assez bon. Dyspnée d'effort. IP = 24. θ = 37°5. Epreuve = + 9 + 1. B = —. FA = 2.	Progression assez rapide, malgré troubles gastro-intestinaux. Etat général bon. Disparition de la dyspnée. IP = 20. θ = 37°2. Epreuve = + 9 = 0. B = —. R = Très bon. En application motoculture 8 h.

ÉVOLUTIFS TORPIDES

N° 1139 Ulcéro-fibreuse ...	Ramollissement des 2/3 supérieurs poumon gauche avec cavité.	Arrêt complet de l'évolution des lésions. Progression très lente sans accident.
D = Nov. 1918.	Ramollissement du 1/3 surieur poumon droit.	Etat général assez bon.
CR = 10 mois ...	Etat général mauvais.	IP = 27.
CT = 6 mois	IP = 34.	$\theta = 37^{\circ}4$.
Ap = passable ...	$\theta = 38^{\circ}$ avec écarts.	Epreuve = + 10 + 1.
	Epreuve = + 10 + 4.	B = +.
	B = + + .FA = 6.	R = bon. En application. Aviculture 5 heures.
N° 1179	Induration sommet droit.	Cicatrisation complète apparente.
Congestif fibreux..	Infiltration 1/3 supérieur poumon gauche à évolution fibreuse.	Progression très lente sans accident.
D = Déc. 1918...	Contraction idio-musculaire.	Etat général très bon. Pas de signes de toxhémie.
CR = 6 mois	Ganglions axillaires douloureux.	IP = 17.
CT = 6 mois.....	Etat général assez bon. Pas de signes de toxhémie.	$\theta = 37^{\circ}3$.
Ap = passable ...	IP = 25.	Epreuve = + 8 + 2.
	θ = Oscillant au-dessous de 38°.	B = —.
	Epreuve = + 9 + 2.	R = Très bon.
	B = + + +. FA = 5.	En application. Clapiers 5 heures.

N° 148 Congestif fibreux. D = Sept. 1918 .. CR = 7 mois .... CT = 4 mois .... Ap = assez bonne.	Infiltration sommet gauche. Induration sommet droit à forme congestive. Etat général assez bon. IP = 14. θ = 37°3. Epreuve = + 8 + 2. B = +. FA = 2.	Progression rapide, malgré arrêt de cure pendant 1 mois, par suite de poussée congestive avec hémoptysie. Etat général bon. IP = 10. θ = 37°3. Epreuve = + 8 + 2. B = +. R = Assez bon. En application. Porcherie 5 h.
N° 190 Fibro-caséeux .... D = Déc. 1918... CR = 18 mois ... CT = 3 mois .... Ap = passable ...	Ramollissement sommet droit avec cavité. Etat général mauvais. Troubles gastro-intestinaux. IP = 25. θ = Irrégulière. Maxima = 38°5 d'origine digestive. Epreuve = + 12 + 4. B = +. FA = 3.	Progression extrèmement lente. Etat général assez bon. IP = 23. θ = 37°6. Epreuve = + 10 + 1. B = +. R = Passable. Berger.
N° 191 Fibro-caséeux .... D = 1919 .... CR = 8 mois .... CT = 3 mois ..... Ap = passable ...	Ramollissement des 2/3 supérieurs poumon gauche, avec pleurite de la base gauche. Induration sommet droit à forme bronchique. Etat général mauvais. Chorée récidivante. IP = 22. θ = 37°8. Epreuve = + 10 + 4. B = +. FA = 7.	Progression rapide. Etat général bon. IP = 16. θ = 37°4. Epreuve = + 8 + 2. B = +. R = Assez bon. En application. Charretier.

N° 202 Congestif .... Fibro-caséeux .... D = Déce. 1915 .. CR = 5 mois .... CT = 2 mois .... Ap = bonne	Infiltration sommet gauche. Induration sommet droit. Etat général passable. IP = 29. θ = 37°8. Epreuve = + 10 + 3. B = + +. FA = 5.	Progression lente au début, arrêtée pendant 20 jours par une poussée évolutive à droite avec hémoptysie et accompagnée de congestion du sommet gauche. Remise en progression très rapide. Signes de cicatrisation. Etat général assez bon. IP = 22. θ = 37°4. Epreuve = + 6 + 2. B = —. R = Très bon. Sorti. Maraîcher (5 h. travail).
N° 214 Fibreux .... D = 1918 .... CR = 3 mois..... CT = 3 mois .... Ap = bonne	Infiltration lobe supérieur gauche. Etat général assez bon, malgré arythmie. IP = 24. θ = 37°8. Epreuve = + 10 + 3. B = +. FA = 3.	Signes de cicatrisation apparente. Progression rapide sans accidents. Etat général assez bon. IP = 20. θ = 37°1. Epreuve = + 6 + 2. B = —. R = Très bon. En application. Porcherie : 6 h.
N° 225 Ulcéro-fibreux.... D = 1916 .... CR = 18 mois ... CT = 6 mois .... Ap = assez bonne.	Ramollissement des 2/3 supérieurs poumon droit, avec grosse cavité au sommet. Ramollissement plus discret poumon gauche. Etat général médiocre. Contraction idio-musculaire. IP = 26. θ = 37°8. Epreuve = + 10 + 2. B = + + +. FA = 9.	Progression extrêmement lente. Au début de la cure, amélioration nette des signes locaux. Etat général assez bon. IP = 24. θ = 37°6. Epreuve = + 8 + 1. B = +. Après voyage en janvier 1920, poussée évolutive arrêtée par repos. En avril 1920 se marie. Hémoptysies Grosse poussée évolutive. Décès juillet 1920.

N° 237	Induration sommet droit.	Signes de cicatrisation complète apparente.
Congestifve.......	Infiltration discrète sommet gauche.	Progression très rapide.
Fibro-caséeuse ...	Hémoptysie récente. Abcès de la marge de l'anus.	Etat général bon.
D = Février 1919.	Etat général assez bon. Contraction idio-musculaire.	IP = 28.
CR = 3 mois	Ganglions axillaires dou - loureux.	θ = 37°4.
CT = 2 mois	IP = 33.	Epreuve = + 6 + 0.
Ap = assez bonne.	θ = 37°8.	B = —.
	Epreuve = + 11 + 2.	R = Très bon. Sorti. Mécanicien de tracteurs. Marié. Travail : 8 heures bien supportées.
	B = + + +. FA = 2.	
N° 245	Infiltration sommet droit à forme bronchique.	Progression rapide.
Bronchique	Etat général bon.	Etat général bon.
D = Août 1918...	IP = 18.	IP = 16.
CR = 4 mois	θ = 37°7.	θ = 37°4.
CT = 3 mois	Epreuve = + 8 + 2.	Epreuve = + 8 + 2.
Ap = assez bonne.	B = +. FA = 5.	B +.
		R = Assez bon. Sorti. Cultivateur marié.
N° 248	Ramollissement de la 1/2 supérieure poumon droit.	Fixité des symptômes.
Fibro-caséeuse ...	Infiltration sommet gauche	Etat général assez bon.
D = Déc. 1916...	Contraction idio-musculaire	IP = 18.
CR = 4 mois	Ganglions axillaires douloureux.	θ = 37°5.
CT = 3 mois	Etat général passable.	Epreuve = + 8 + 2.
Ap = passable ...	IP = 20.	B = +.
	θ = 37°8.	R = Passable. Sorti. Cultivateur.
	Epreuve = + 10 + 4.	
	B = + +. FA = 7.	

N° 250 Fibreuse .... D = Octob. 1918. CR = 5 mois..... CT = 2 mois ..... Ap = assez bonne.	Infiltration sommet droit. Induration sommet gauche. Contraction idio-musculaire Ganglions axillaires dou - loureux. Etat général bon. IP = 21. θ = 37°7. Epreuve = + 12 + 3. B = +. FA = 8.	Fixité des symptômes. Etat général bon. IP = 17. θ = 37°4. Epreuve = + 8 + 1. B = —. R = Assez bon. Sorti. Cul- tivateur.
N° 258 Fibreuse .... D = Août 1919. CR = 4 mois .... CT = 3 mois .... Ap = bonne	Infiltration sommet droit. Infiltration sommet gauche, mais plus discrète. Contraction idio-muscu - laire. Ganglions axillaires dou- loureux. Etat général bon. IP = 12. θ = 37°4. Epreuve = + 8 + 2. B = +. FA = 3.	Symptômes évolutifs sans modifications. Progression lente sans ac- cidents. Etat général bon. IP = 12. θ = 37°4. Epreuve = + 8 + 2. B = —. R = Assez bon. Sorti. Ele- veur de chevaux.
N° 259 Congestive ...... Fibro-caséeuse ... D = Avril 1919.. CR = 6 mois .... CT = 3 mois .... Ap = passable ...	Ramollissement des 2 som- mets, plus marqué à droite, à forme congestive, avec hémoptysies. Contraction idio-muscu - laire. Ganglions axillaires dou - loureux. Etat général assez bon. IP = 29. θ = 37°8. Epreuve = + 10 + 3. B = + + +. FA = 10.	Progression lente au début, rapide à la fin. Etat général bon. IP = 26. θ = 37°6. Epreuve = + 8 + 2. B = +. R = Assez bon. Applica- tion motoculture 8 h.

Nº 260 Fibreuse à forme emphysémateuse D = Juillet 1919. CR = 3 mois .... CT = 2 mois 1/2. Ap = bonne.	Induration sommet gauche, avec vagues signes de cicatrisation. Etat général bon. IP = 8. θ = Normale. Epreuve = + 8 + 2. B = +. FA = 4.	Mêmes signes. B = —. R = Assez bon. Sorti.
Nº 262 Bronchique ...... D = Janvier 1918. CR = 6 mois .... CT = 3 mois .... Ap = assez bonne.	Infiltration discrète des 2 sommets (forme bronchique). Ganglions axillaires douloureux. Etat général bon. IP = 19. θ = 37°6. Epreuve = + 10 + 3. B = +. FA = 5.	Signes de cicatrisation apparente. Etat général bon. IP = 15. θ = 37°5. Epreuve = + 8 + 1. B = —. R = Assez bon. Sorti. Ajusteur.
Nº 268 Fibro-caséeuse ... D = Mai 1919.... CR = 10 mois ... CT = 3 mois ..... Ap = passable ...	Ramollissement sommet gauche. Infiltration sommet droit. Contraction idio-musculaire. Ganglions axillaires douloureux. Etat général assez bon. IP = 27. θ = 37°8. Epreuve = + 10 + 3. B = +. FA = 12.	Congestion sommet droit. Etat général mauvais. Aggravation. Cure de travail arrêtée au bout de 3 mois, malgré progression très lente. R = Mauvais.
Nº 285 Fibro-caséeuse ... D = 1915 .... CR = 15 mois ... CT arrêtée sur sa demande par départ à Paris, non reprise à son retour par suite d'aggravation considérable. Ap = passable ...	Ramollissement sommet droit avec petite cavité. Contraction idio-musculaire. Etat général passable. IP = 27. θ = 37°6. Epreuve = + 10 + 3. B = +. FA = 13.	Progression moyenne au début, avec amélioration nette des symptômes. IP = 23. θ = 37°4. Epreuve = + 8 + 1. B = —. Impossibilité de reprendre CT au retour du malade. B = +. R = passable.

N° 288
Fibreuse ....
D = Juin 1919...
CR = 4 mois ....
CT = 4 mois ....
 	
Ap = bonne. ....
	Infiltration sommet droit.
	Induration sommet gauche.
	Bronchite en 1917.
	Fistule anale guérie main-
	   tenant, apparue en sep-
	   tembre 1918.
	Etat général bon.
	IP = 21.
	θ = 37°5.
	Epreuve = + 8 + 2.
	B = + +. FA = 4.
		Fixité des symptômes.
		Etat général bon.
		IP = 19.
		θ = 37°4.
		Epreuve = + 8 + 1.
		
		B = +.
		R = Assez bon. Sorti. Ins-
		   pecteur dans un journal.

N° 296
 	
Dilatation bronchi-
   que...........
D = 1917 ....
CR = 8 mois ....
CT = 6 mois ....
Ap = passable. ..
	Dilatation des bronches à
	   forme grave, avec hémop-
	   tysies fréquentes.
	Etat général mauvais.
	IP = 40.
	θ = 37°8.
	Epreuve = + 12 + 4.
	B = +. FA = 2.
		Progression très lente don-
		   nant des résultats satis-
		   faisants.
		Décès brusque par hémop-
		   tysie foudroyante.
		R = Mauvais.

N° 300
Ulcéro-caséeuse ..
 	
D = 1916 ....
 	
CR = 24 mois 1/2.
CT = 4 mois ....
Ap = passable.....
	Ramollissement des 2/3
	   supérieurs des 2 pou-
	   mons avec cavités.
	Contraction idio - muscu -
	   laire.
	Etat général passable.
	IP = 42.
	θ = 37°4.
	Epreuve = + 9 + 1.
	B = +. FA = 5.
		Progression très lente,
		   ayant donné un résultat
		   excellent.
		Mort rapide en 48 heures
		   en cours d'application
		   par congestion de la
		   totalité du poumon gau-
		   che.
		Superinfection brutale.
		B + +.

N° 302
 	
Bronchique ....
 	
D = Janvier 1918.
CR = 18 mois ...
CT = 3 mois.....
Ap = assez bonne.
	Ramollissement sommet
	   droit avec cavité.
	(Forme bronchique).
	
	Etat général bon.
	IP = 7.
	θ = 37°5.
	Epreuve = + 9 + 2.
	B = +. FA = 5.
		Progression lente sans ac-
		   cidents autres qu'une
		   poussée de bronchite
		   apyrétique.
		Etat général bon.
		IP = 5.
		θ = 37°3.
		Epreuve = + 9 + 2.
		B = +.
		R = Assez bon. Applica-
		   tion apiculture 2 heures.

N° 304	Infiltration sommet droit à forme bronchique.	Progression très lente sans accident, mais demeurée à un degré inférieur.
Fibro-caséeuse ...	Dyspepsie. Contraction idio-musculaire.	Lésion en voie de cicatrisation.
D = mars 1916...	Etat général mauvais.	Etat général passable.
CR = 12 mois ...	IP = 26.	IP = 24.
CT = 3 mois	θ = 37°8.	θ = 37°4.
Ap = assez bonne.	Epreuve = + 10 + 4.	Epreuve = + 8 + 2.
	B = + + +. FA = 6.	B = +.
		R = Assez bon. Travail : 4 heures aviculture.
N° 309	Ramollissement des 2/3 supérieurs poumon droit avec grosse cavité.	Fixité des signes.
Ulcéro-fibreuse ...		Amélioration constante.
D = Janvier 1917.	Etat général bon.	Progression extrêmement lente.
CR = 24 mois 1/2.	IP = 14.	2 heures de travail au bout de 5 mois.
CT = en cours...	θ = 37°6.	En cours de cure de travail.
Ap = assez bonne.	Epreuve = + 9 + 2.	R = Passable.
	B = +. FA = 7.	
N° 317	Ramollissement des 2/3 supérieurs poumon gauche.	Amélioration nette, malgré présence de signes cliniques d'activité.
Congestive	Induration sommet droit.	
Fibro-caséeuse ...	Amaigrissement. Tachy - cardie. Dyspnée.	Progression très lente sans accident et restée à un stade inférieur pour application à un travail léger.
D = Mars 1917...	Hypotension. Hémoptysie récente.	
CR = 12 mois....	Contraction idio - muscu - laire.	
CT = 4 mois.....	Ganglions axillaires douloureux.	Etat général floride.
Ap = passable...	Etat général mauvais.	
	IP = — 2.	IP = + 12.
	θ = 37°6.	θ = Normale.
	Epreuve = + 9 + 3.	Epreuve = + 7 + 1.
	B = + + +. FA = 3.	B = —.
		R = Bon. Travail apiculture.

Nº 320	Infiltration discrète sommet droit.	Cicatrisation complète apparente.
Fibreuse	Induration sommet gauche en voie de cicatrisation.	Progression très rapide.
D = Juin 1918...	Etat général excellent.	Etat général excellent.
CR = 12 mois....	IP = 18.	IP = 15.
CT = 4 mois.....	θ = 37°4.	θ = Normale.
Ap = bonne......	Epreuve = + 7 — 2.	Epreuve = + 6 + 1.
	B = + + +. FA = 1.	B = +.
		R = Très bon. Travail motoculture.
Nº 322	Infiltration discrète sommet droit.	Progression assez rapide.
Fibro-caséeuse ...	Contraction idio musculaire.	Etat général bon.
D = Juillet 1919.	Etat général médiocre.	IP = 28.
CR = 6 mois.....	IP = 32.	θ = 37°6.
CT = 2 mois.....	θ = 37°8.	Epreuve = + 10 + 2.
Ap = assez bonne.	Epreuve = + 12 + 3.	B = —.
	B = +. FA = 3.	R = Bon. Sorti. Cultivateur.
Nº 323 Fibro-caséeuse ...	Signes de cicatrisation aux 2 sommets, avec persistance de symptômes de bronchite.	
D = Sept. 1919...	Contraction idio musculaire.	
CR = 4 mois	Ganglions axillaires douloureux.	Mêmes signes, sans amélioration, ni aggravation.
CT = 3 mois	Etat général passable.	
Ap = assez bonne.	IP = 26.	
	θ = 37°6.	
	Epreuve = + 10 + 3.	Progression lente sans accidents.
	B = + FA = 7.	R = Passable. Sorti. Surveillant dans une usine.

N° 328	Infiltration discrète sommet droit.	Mêmes signes.
Fibreuse	Contraction idio - muscu - laire.	Progression lente.
D = Janvier 1920.	Ganglions axillaires douloureux.	Etat général très bon.
CR = 6 mois	Etat général bon.	IP = 15.
CT = 8 mois.....	IP = 20.	θ = 37°3.
Ap = assez bonne.	θ = 37°3.	Epreuve = + 5 + 1.
	Epreuve = + 9 + 4.	B = —.
	B = + +. FA = 6.	R = Assez bon. Sorti. Ouvrier zingueur.
N° 335	Infiltration légère des deux sommets en voie de cicatrisation.	Signes de cicatrisation complète apparente.
Bronchique	Forme bronchique avec participation pleurale.	Progression assez rapide.
D = Février 1914.	Dyspepsie.	Etat général bon.
CR = 10 mois....	Etat général passable.	IP = 16.
CT = 3 mois	IP = 18.	θ = Normale.
Ap = bonne	θ = 37°4.	Epreuve = + 8 = 0.
	Epreuve = + 8 + 2.	B = —.
	B = +. FA = 3.	R = Bon. Sorti. Aviculteur 6 heures de travail.
N° 344	Infiltration sommet gauche, paraissant être en voie de cicatrisation.	Signes de cicatrisation.
Fibro-caséeuse ...	Induration sommet droit, paraissant être en voie de cicatrisation.	Progression assez rapide.
D = Octob. 1918.	Etat général très bon.	Etat général excellent.
CR = 6 mois	IP = 21.	IP = 18.
CT = 3 mois	θ = 37°3.	θ = Normale.
Ap = bonne	Epreuve = + 11 + 3.	Epreuve = + 8 + 2.
	B = +. FA = 5.	B +.
		R = Bon. Sorti. Coiffeur et apiculteur à la campagne.

N° 348	Induration sommet gauche.	Signes cliniques fixés.
Ulcéro-fibreuse ...	Ramollissement sommet droit, avec petite cavité en voie de cicatrisation.	Progression immédiate sans accidents.
D = Mai 1916....		
CR = 42 mois ...	Etat général bon.	Etat général bon.
CT = 5 mois 1/2.	IP = 17.	IP = + 13.
Ap = assez bonne.	θ = Normale.	θ = Normale.
	Epreuve = + 6 — 1.	Epreuve = + 5 = normale.
	B = +. FA = 2.	B = —.
		R = Bon. Application à aviculture (6 heures).
N° 351	Ramollissement sommet gauche avec cavité.	Fixité des symptômes.
Ulcéro-fibreuse ...	Infiltration sommet droit.	Progression très lente avec arrêts passagers.
D = Sept. 1918...	Contraction idio - muscu - laire.	Etat général passable.
CR = 6 mois	Etat général passable.	IP = 14.
CT = 5 mois	IP = 18.	θ = 37°6.
Ap = passable ...	θ = 37°6.	Epreuve = + 9 + 1.
	Epreuve = + 11 + 2.	B = +.
	B = +. FA = 6.	En cours de cure de travail. R = passable.
N° 357	Infiltration discrète du sommet droit.	Fixité des lésions, qui s'atténuent et sont en voie de cicatrisation.
Fibreuse	Induration sommet gauche.	
D = Février 1920.	Contraction idio - muscu - laire.	Progression rapide.
CR = 6 mois	Etat général bon.	Etat général très bon.
CT = 2 mois	IP = 19.	IP = 18.
Ap = bonne	θ = 37°5.	θ = Normale.
	Epreuve = + 10 + 2.	Epreuve = + 8 + 2.
	B = +. FA = 3.	B = +.
		R = Assez bon. En application porcherie, 4 h.

Nº 362	Infiltration des 2 sommets.	Fixité complète des symptômes.
Fibreuse	Etat général bon.	Progression facile et rapide.
D = 1917	IP = 23.	Etat général bon.
CR = Néant	θ = 37º4.	IP = 22.
CT = 3 mois.	Epreuve = + 8 + 1.	θ = 37º4.
Ap = bonne	B = +. FA = Normale.	Epreuve = + 8 = 0.
		B = +.
		R = Bon. En application travaux de ferme.
Nº 366	Infiltration légère sommet droit.	Signes de cicatrisation complète apparente.
Ulcéro-fibreuse ...	Induration sommet gauche.	Progression moyenne sans accidents.
D = Juin 1918...	Contraction idio - muscu - laire.	Etat général excellent.
CR = 23 mois ...	Etat général bon.	IP = 25.
CT = 3 mois	IP = 26.	θ = Normale.
Ap = bonne	θ = 37º5.	Epreuve = + 6 + 3.
	Epreuve = + 9 + 1.	B = +.
	B +. FA = 7.	R = Assez bon. En application aviculture.
Nº 387	Ramollissement sommet droit avec grosse cavité.	Progression lente, malgré fixité des symptômes.
Fibro-caséeuse ...	Ramollissement sommet gauche.	Etat général assez bon.
D = 1915	Contraction idio - muscu - laire. Etat général passable.	IP = 23.
CR = Néant	IP = 29.	θ = 37º3.
CT = 2 mois 1/2..	θ = 37º6.	Epreuve = + 8 + 1.
Ap = passable ...	Epreuve = + 9 + 3.	B = +.
	B = + + +. FA = 10.	R = Assez bon. En cours de cure.

Nº 396	Ramollissement sommet droit avec petite cavité.	Fixité des symptômes.
Ulcéro-fibreuse ...	Induration sommet gauche.	Progression lente, restant â un taux inférieur.
D = Août 1916...	Signes de cicatrisation aux 2 sommets.	1 poussée de bronchite apyrétique, ayant nécessité 8 jours de repos.
CR = 30 mois ...	Etat général médiocre.	Etat général passable.
CT = 3 mois	IP = 27.	IP = 27.
Ap = assez bonne.	$\theta = 37^{\circ}3$.	$\theta = 37^{\circ}2$.
	Epreuve = + 11 + 2.	Epreuve = + 10 + 2.
	B = +. FA = 7.	B = +.
		R = Passable. En cours de cure.
Nº 407	Ramollissement sommet droit.	Fixité des symptômes.
Fibro-caséeuse ...	Induration sommet gauche.	Progression lente.
D = 1919	Contraction idio - muscu - laire.	Etat général bon.
CR = 6 mois	Ganglions axillaires douloureux.	IP = 22.
CT = 2 mois 1/2..	Etat général bon.	$\theta = 37^{\circ}6$.
Ap = assez bonne.	IP = 24.	Epreuve = + 8 + 2.
	O = 37°8.	B = +.
	Epreuve = + 10 + 4.	R = Passable. Application
	B = +. FA = 6.	motoculture.
Nº 411	Ramollissement sommet gauche avec cavité.	Fixité complète des symptômes.
Ulcéro-fibreuse ...	Infiltration sommet droit.	Progression lente.
D = 1919	Etat général médiocre.	Etat général assez bon.
CR = 8 mois	IP = 26.	IP = 24.
CT = 2 mois	$\theta = 37^{\circ}8$.	O = 37°4.
Ap = passable ...	Epreuve = + 8 + 1.	Epreuve = + 8 = 0.
	B = + FA = 2.	B = —.
		R = Assez bon. En cours de cure de travail.

ÉVOLUTIFS

(Cure non autorisée)

N° 294 Fibro-caséeuse ... D = Sept. 1914... CR = 4 mois .... Ap = 0	Ramollissement des 2/3 supérieurs poumon droit. Infiltration cicatrisée sommet gauche. Contraction idio-musculaire. Ganglions axillaires douloureux. Etat général médiocre. IP = 37. θ = 38°. Epreuve = + 13 + 7. B = + + +. FA = 13.
N° 297 Fibro-caséeuse ... D = 1917 .... CR = 3 mois .... Ap = 0	Ramollissement des 2/3 supérieurs poumon gauche. Induration sommet droit. Contraction idio-musculaire. Ganglions axillaires douloureux. Ankylose genou gauche, consécutive à une blessure de guerre par balle. Etat général mauvais. IP = 32. θ = 38°2. Epreuve = + 12 + 6. B = + + +. FA = 9.
N° 306 Ulcéro-caséeuse .. D = 1916 .... CR = 8 mois .... Ap = 0	Ramollissement du 1/3 supérieur poumon gauche. Ramollissement du 1/3 supérieur poumon droit avec grosse cavité. Contraction idio-musculaire. Ganglions axillaires douloureux. Etat général passable. IP = 23. θ = 37°7. Epreuve = + 12 + 6. B = + + +. FA = 11.

No 312 Ulcéro-caséeuse .. D = Août 1919... CR = 4 mois .... Ap = 0	Ramollissement des 2/3 supérieurs poumon droit. Infiltration sommet gauche. Troubles gastro-intestinaux. Contraction idio-musculaire. Ganglions axillaires douloureux. Amputé de cuisse gauche 1/3 moyen, à la suite de blessure de guerre. Etat général déficient. IP = 36. θ = 38°3. Epreuve = + 13 + 8. B = + + +. FA = 16.
No 327 Ulcéro-caséeuse .. D = 1917 .... CR = Néant ..... Ap = 0	Ramollissement des 2/3 supérieurs du poumon droit. Infiltration du sommet gauche. Contraction idio-musculaire. Ganglions axillaires douloureux. Etat général médiocre. IP = 34. θ = 38°4. Epreuve = + 13 + 9. B = + + +. FA = 16..
No 343 Ulcéro-caséeuse .. D = 1916 .... CR = 12 mois ... Ap = 0	Ramollissement 1/2 supérieure poumon droit avec cavité. Ramollissement 1/2 supérieure poumon gauche en pleine activité. Contraction idio-musculaire. Ganglions axillaires douloureux. Troubles gastro-intestinaux. Etat général très déficient. IP = 34. θ = 38°5. Epreuve = + 12 + 6. B = + + +. FA = 15.
No 345 Fibro-caséeuse ... D = 1918 .... CR = 6 mois .... Ap = 0	Ramollissement des 2 sommets en pleine activité. Contraction idio-musculaire. Ganglions axillaires douloureux. Arthrite bacillaire genou gauche. Etat général passable. IP = 23. θ = 38°. Epreuve = + 12 + 4. B = + + +. FA = 12.

N° 372 Fibro-caséeuse ... D = 1918 .... CR = 4 mois .... Ap = 0	Ramollissement des 2/3 supérieurs des 2 poumons, avec infiltration généralisée au reste de la superficie pulmonaire. Contraction idio-musculaire. Etat général mauvais. IP = 38. θ = 37°9. Epreuve = + 13 + 7. B = + +. FA = 9.
N° 408 Ulcéro-caséeuse .. D = Février 1918. CR = 6 mois .... Ap = 0	Ramollissement des 2/3 supérieurs du poumon gauche en pleine activité. Ramollissement du 1/3 supérieur du poumon droit. Contraction idio-musculaire. Etat général médiocre. IP = 25. θ = 38°6. Epreuve = + 10 + 8. B = + + +. FA = 12.

CONCLUSIONS

1° La cure de travail chez les tuberculeux pulmonaires est féconde en résultats thérapeutiques, moraux et sociaux ; elle est spécialement appliquée dans certains établissements, les écoles de réadaptation des tuberculeux à la vie sociale, qui rendent à cet égard les plus grands services, mais ne peut être suivie que par une catégorie de malades judicieusement triés ;

2° Aucun tuberculeux atteint de lésions évolutives ne doit être soumis à la cure de travail.

Un examen minutieux doit donc précéder l'admission d'un tuberculeux dans un sanatorium-école de réadaptation à la vie active ;

3° Le diagnostic d'évolution d'une tuberculose pulmonaire sera fait par l'étude des signes fonctionnels, stéthoscopiques et surtout des symptômes généraux, que présente le sujet.

Il nous a semblé, que la dyspnée, la contraction idio-musculaire, l'adénopathie axillaire douloureuse, uni ou bilatérale se rencontraient plus souvent chez les tuberculeux évolutifs.

Les signes stéthacoustiques montrent bien l'exagération des bruits adventices, qui sont plus humides, mais c'est surtout l'état général et en particulier la température, qui, à ce titre, donnera les plus précieux renseignements, à condition d'éliminer avec soin les hyperthermies non attribuables à l'infection par le bacille de Koch ;

4º L'hémoptysie non fébrile, les troubles dyspeptiques, qui ne relèvent pas d'une tuberculose du tractus digestif, ne sont pas des contre-indications à la cure de travail ;

5º Chez les malades reconnus non évolutifs, il importe encore, avant de commencer la mise à l'entraînement progressif, d'étudier la réaction de l'organisme à l'exercice musculaire ; ce que nous avons fait, en nous appuyant tout particulièrement sur l'étude de la température de fatigue et de l'indice de robusticité.

6º Pour sélectionner judicieusement les tuberculeux justifiables de la cure de travail, un examen unique au dispensaire ou bien en clientèle, comme cela se pratique le plus souvent à l'heure actuelle pour assurer le recrutement des sanatoria et écoles de rééducation, est le plus fréquemment insuffisant. Il serait très désirable, que l'envoi dans une école de réadaptation des tuberculeux au travail fût précédé d'un séjour obligatoire, soit dans un hôpital de triage, soit plus commodément dans une station sanitaire.

Vu, le Président de la thèse,
BERNARD.

Vu, le Doyen,
ROGER.

Vu et permis d'imprimer,
Le Vice-Recteur de l'Académie de Paris,
APPELL.

BIBLIOGRAPHIE

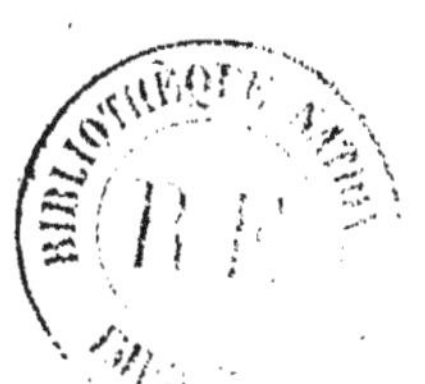

BARD (L.). Formes cliniques de la tuberculose pulmonaire. — Classification et description sommaires (Genève, 1911).

BARJON. Radiodiagnostic des affections pleuro-pulmonaires.

BEAUCHAMP. La tuberculose aux armées (Révision médico-chirurgicale de la IVᵉ Armée, 21 juin 1917).

BENEDEN (Van). Le sanatorium populaire de Borgoumont. — Rapport du médecin directeur (Liège, 1909).

BERNARD (Léon). Le pronostic dans la tuberculose pulmonaire (*Journal médical français*, 13 août 1913). — Conception actuelle de la tuberculose pulmonaire (*Presse médicale*, 18 avril 1914). — L'assistance aux anciens militaires tuberculeux (*Paris médical*, 7 avril 1917). — Un modèle d'organisation antituberculeuse départementale (*Presse médicale*, 15 juin 1917). — L'œuvre des comités départementaux d'assistance aux anciens militaires tuberculeux (*Paris médical*, 5 janvier 1918). — Etat actuel de la législation antituberculeuse en France (*Presse médicale*, 10 janvier 1920).

BERTHELON. Doit-on faire travailler les tuberculeux ? (La tuberculose dans la Pratique médico-chirurgicale, 25 février 1910, p. 109-119).

BEZANÇON. Diminution du murmure vésiculaire au sommet droit (Société de médecine des Hôpitaux de Paris, décembre 1917-février 1918).

DE BRUNEL DE SERBONNES. Les poussées évolutives dans la tuberculose pulmonaire (Thèse, Paris 1911).

Biggs (H.). The utilisation of work and exercise in the treatment of pulmonary tuberculosis at the Otisville sanatorium (*Journal of the outdoor life*, août 1911, p. 200).

Bouloumié (P.). La colonie sanitaire agricole de Tonnay-Charente. — Notices et Instructions (Paris, 1913). — L'effort antituberculeux de l'Union des Femmes de France (Paris, 1919).

Brehmer. Die Gesetze ùnd die Heilbarkeit der chronischen Tuberkulose der Lunge (Ein Beitrag zùr pathologischen Physiologie, Berlin, 1856). — Die Therapie der chronischen Lungenschwindsùcht (1re édition 1886, 2e édition, 1889).

Brisac et Bernard (Léon). Les établissements antituberculeux d'après guerre.

Brown (L.). Properly regulated rest and exercise in pulmonary tuberculosis (*Journal of the outdoor life*, juin 1911, p. 149).

Brunon. Repos en tuberculose (*Bulletin médical de Paris*, août-septembre 1912). — Bulletins du Comité d'assistance aux anciens militaires tuberculeux (octobre, décembre 1918, avril-juin 1919).

Burnand. Colonie de travail de Leysin (Rapport de 1912, p. 19-20).

Calmette (A.). Les acquisitions récentes de la médecine expérimentale, dont il faudra tenir compte désormais dans nos efforts de lutte antituberculeuse (*Presse médicale*, n° 77, 1919).

Cantonnet. Le travail des tuberculeux (Archives de Médecine et de Pharmacie militaires, avril 1917, p. 480). — Congrès de Rome pour la rééducation des mutilés, 1919.

Daremberg. Tuberculose pulmonaire. — Pronostic. — Diatic. — Traitement. (Thèse, Paris, 1905).

Drouhet (G.). La réadaptation agricole des tuberculeux (Articles dans le journal : *Vers l'Avenir*, 1920).

Drouhet (G.) et Scherrer. Le rôle des ganglions axillaires dans le diagnostic et le pronostic des affections pleuro-pulmonaires, particulièrement de la tuberculose (*Bulletins de la Société de Médecine militaire*, 1913).

DUMAREST. Exposé critique des résultats obtenus au sanatorium d'Hauteville (*Presse médicale*, 29 juillet 1903). — L'avenir du sanatorium populaire (Transcription of the 6th international congress on tuberculosis of Washington, 1908). — La Cure de Travail chez les tuberculeux (*Bulletin médical de Paris*, 24 novembre 1909, p. 1061). — Rapports annuels du sanatorium Félix Mangini (1911-1913). — La réforme des tuberculeux (*Bulletin médical de Paris*, 6 avril 1918). — Sur le diagnostic bactériologique de la tuberculose pulmonaire (*Presse médicale*, 6 juin 1918).

DUMAREST et VIGNÉ. Organisation et mise en œuvre d'une cure de travail dans un sanatorium populaire (*Paris médical*, juillet 1916).

FERNET. L'adénopathie axillaire dans la tuberculose pulmonaire (Académie de Médecine, 10 mars 1903).

FLICK (L.-F.). The implantation of the tubercle bacillus (Phila. M. J. 1902, IX, 536-541). — Home treatment of tuberculosis (Therap. Gaz. Détroit 1902, Bs-XXXVII, 327-328).

GIMBERT (DE CANNES). La Cure de travail dans la tuberculose pulmonaire (Traité de pathologie et de thérapeutique appliquée par Sergent, Ribadeau, Dumas et Babonneix. Volume sur la tuberculose, 1920).

GRASSET. Traité de thérapeutique basée sur la physiopathologie clinique (Montpellier, 1914). — La lutte contre la tuberculose pendant et après la guerre et l'Œuvre des Ministères de la Guerre et de l'intérieur (*Presse médicale*, 17 août 1916).

GUINARD (DE BLIGNY). L'entraînement progressif des tuberculeux (1904).

HAMANT. La cure de travail appliquée au traitement de la tuberculose pulmonaire (Tuberculose dans la Pratique médico-chirurgicale, 25 janvier 1910, 10 février 1910).

HAMANT et COLBERT. Le travail musculaire systématisé dans le traitement de la tuberculose (*Journal de médecine de Bordeaux*, juin 1916).

KAMINÉR. De l'adénopathie axillaire dans les affections pleuro-pulmonaires (Thèse, Genève, 1914).

KINDBERG (L.) et DELHERM. Sur le triage des tuberculeux aux armées (*Presse médicale*, novembre 1917).

Kuss. Résultats immédiats et éloignés au sanatórium Villemin (1907, p. 43-45). — Thérapeutique des maladies respiratoires et de la tuberculose pulmonaire (Paris, 1911, p. 449).

Landouzy. Cent ans de phtisiologie (1808-1908). — Congrès de Washington, 1908.

Lereboullet. La tuberculose et la guerre (*Paris médical*, 7 avril 1917). — Les questions actuelles de la tuberculose (*Paris médical*, 1er janvier 1918).

Lœper et Codet. La réaction myotonique du trapèze dans la tuberculose pulmonaire (*Progrès médical*, 11 août 1917).

Maingot. Aspect radiologique des sommets dans la tuberculose pulmonaire. — Valeur des signes radiologiques (*Journal des Praticiens*, nos 22-23, 1918).

Mantoux. La cure de terrain chez les tuberculeux pulmonaires (*Presse médicale*, 7 septembre 1907). — La lutte contre la tuberculose dans l'armée italienne (*Paris médical*, 5 janvier 1918). — Tuberculose pulmonaire ouverte et fermée (*Presse médicale*, 11 novembre 1918).

Mantoux et Maingot. Les images cavitaires dans la tuberculose pulmonaire (*Presse médicale*, 7 mars 1918).

Marfan. La tension artérielle dans la tuberculose pulmonaire chronique et son importance pour le pronostic (*Revue de médecine*, novembre 1907).

Martinet. Repos et exercice (*Presse médicale*, 25 mars 1910).

Merklen (P.). Douleurs localisées de la région apéienne et douleurs provoquées dans cette région par la percussion (*Paris médical*, 5 janvier 1918). — Tuberculose incipiente. Diagnostic de nature et d'évolution (*Paris médical*, 5 janvier 1918).

Moeller. Le traitement de la tuberculose dans les sanatoria (Berlin 1905).

Molinéry. L'hospitalisation rationnelle des blessés de la tuberculose (*Presse médicale*, 27 avril 1916).

Nonécourt et Peyre. Les poussées évolutives de tuberculose chez les soldats du front (Société de médecine des Hôpitaux de Paris, 16 juin 1916). — Sur quelques formes cliniques de tuberculose chez les soldats du front (Société de médecine des Hôpitaux de Paris, 2 février 1917).

PANNWITTZ. 10 Jahre Erfahrungen in Heilstättenwesen (Congrès de Washington, 1908).

PATERSON (R.). Graduaced labor in pulmonary tuberculosis (Transcr. Med. Soc. of London, the 13th of January 1908) ; (The Lancet, the 25th of January, 1908) ; (Transcr. of the 6 th Congr. ou tub. of Washington, 1908). — Autoinoculation in pulmonary tuberculosis (*Brit. Med. Journal* October 1909, London 1911). — Graduated labor for the consumptives (London the 1st of January 1910). — The effect exercise in pulmonary tuberculosis (*Journal of the outdoor life*, August 1911)

Report of the medical director. — 1st Report of the King Edward VII Welsh nat. member associated (Cardiff, 1913).

PENDZOLDT. Behandlùng der Lùngentùberkùlose (Handbùch der speciallen Therapie der inneren Krankheiten.

PESCHER-CRÉQUI-ROSENTHAL. La prétendue loi de repos dans le traitement de la tuberculose pulmonaire (*Presse médicale*, 9 mai 1914).

PHILIP (B.-W.). The treatment of pulmonary tuberculosis hy graduated labor (*The Lancet* 1st of February 1908). — Rest and movement in tuberculosis (*Brit. Med. Journal*, the 9th of November 1910, tho 24th of December 1919). — A farm colony for cured consumptives (*Brit. Journal of tuberculosis*, 1911).

PLICQUE. Traitement de la tuberculose (Thèse, Paris 1906).

PRUVOST (P.). Le pouls et la tension artérielle chez les tuberculeux (*Gazette des Hôpitaux*, n° 72, p. 1919).

RÉNON (L.). Principes de phtisiothérapie (*Journal des Praticiens*, 20 avril 1907). — Le traitement pratique de la tuberculose pulmonaire (Paris, 1908). — Le traitement pratique scientifique de la tuberculose pulmonaire (Paris, 1911, p. 32-33).

RIBADEAU DUMAS et BRISSAUD. L'imprégnation tuberculeuse (*Journal de Médecine et de Ohirurgie pratiques*, 10 mars 1918).

RICHET (Fils). La tuberculose pulmonaire évolutive, dite fermée, existe-t-elle ? (*Presse médicale*, 6 septembre 1917).

RIST (E.). Les principes du diagnostic rationnel de la tuberculose pulmonaire (*Presse médicale*, 13 juillet 1916).

Romme. L'auto-immunisation par le travail comme traitement de la tuberculose (*Presse médicale*, 4 décembre 1909).

Roux (G.) de Campagne-les-Bains. La rééducation, du tuberculeux (Communication à la Société de médecine de Montpellier, 15 février 1919); Articles dans le journal *Vers l'Avenir* (n° 26 mars 1919, n°s 27-28 avril 1919). — Une école de réadaptation au travail pour tuberculeux (*Presse médicale*, 22 octobre 1919).

Sabourin (H.). Travail ou repos absolu chez les tuberculeux (La tuberculose dans la Pratique médico-chirurgicale, 19 janvier 1910).

Salvadori (N.). Sperienze e riflessioni sul morbo tisico in conferma del nuovo sistema (L.-M. Caldani-Trento, 1789). — Dissemina sulla autorita d'Ippocrate, di Sydenham e di Bennet. — In suar favore recate nel libro del morbo tisico (G. Baglia-Mantova, 1791).

Sanchez Toledo. Fréquence des adénopathies axillaires dans la tuberculose pulmonaire (Thèse, Paris, 1885).

Schwab. Bernische Heilstätte für Tuberculose in Heiligenschwendi (Rapports annuels, 1895-1912).

Ségard. Comment prescrire le repos au tuberculeux pulmonaire ? (*Journal de Médecine et de Chirurgie pratiques*, 1918, article 25607, p. 10).

Sergent. Rôle du terrain dans la tuberculose (*Bulletin médical de Paris*, 25 mars 1914). — Tendance de l'esprit médical actuel à étendre exagérément le domaine de la tuberculose; critique des méthodes de diagnostic de la tuberculose (*Monde médical*, 25 juillet 1914). — Les éléments du pronostic dans la tuberculose pulmonaire (*Journal de Médecine et de Chirurgie pratiques*, 25 juillet 1914). — Histoire suggestive de quelques faux tuberculeux. Diagnostic de la tuberculose pulmonaire et des affections des voies respiratoires supérieures (Société de Médecine des Hôpitaux de Paris, 28 juillet 1916). — Les suspects de tuberculose (*Paris médical*, 7 août 1917). — Sur la difficulté d'apprécier, si une tuberculose pulmonaire chronique est en évolution active ou non (*Journal médical français*, 1918).

Subercaze et Galup. Le travail de la terre dans un sanatorium militaire (*Paris médical*, 26 janvier 1918).

Sydenham. Processus integri in morbis fere omnibus curandis, quibus accessit graphica symptomatum delineatio una cum quam plurimis observatu dignis (Genève 1696).

Vandremer. La colonie agricole du Cannet (Cannes 1901).

Vigné (A.). Valeur thérapeutique du travail musculaire systématisé en tuberculose pulmonaire. — Contribution à l'étude clinique et expérimentale de la cure de travail (Thèse, Montpellier, 1915). — Aptitude au travail des tuberculeux (*Paris médical*, 7 avril 1917).

Villaret (M.). Rééducation psychophysiologique des malades et blessés de guerre (*Paris médical*, 22 juin 1918).

Vinsac. La cure de travail chez les tuberculeux (*Gazette des Hôpitaux*, 18 décembre 1907).

Weil (M.-P.). Les hémoptysies tuberculeuses (Thèse, Paris, 1912). —Etude critique de la lutte antituberculeuse en Allemagne (*Revue de la tuberculose*, avril 1913).

TABLE DES MATIÈRES

78571-P. — Imprimerie E. Desfossés, 13, quai Voltaire, Paris

9 782329 557519